U0397505

上海市 2020 年度"科技创新行动计划"
应对新冠肺炎疫情科普专项突发公共卫生事件应急科普创新行动
（编号：20DZ23h0800）

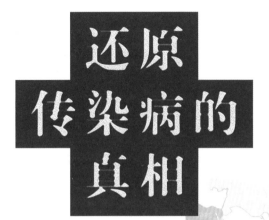

还原传染病的真相

何亚平　陆唯怡　朱静芬　王慧　主编

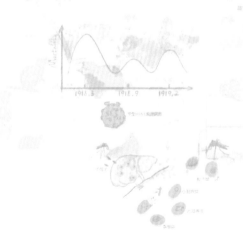

华东师范大学出版社
·上海·

图书在版编目（CIP）数据

还原传染病的真相 / 王慧等主编. —上海：华东
师范大学出版社，2020
ISBN 978-7-5760-1035-0

Ⅰ.①还… Ⅱ.①王… Ⅲ.①传染病防治-普及读物
Ⅳ.①R183-49

中国版本图书馆CIP数据核字(2020)第231876号

还原传染病真相

主　　编　王　慧　朱静芬　陆唯怡　何亚平
责任编辑　王　焰（策划组稿）
　　　　　王国红（项目统筹）
　　　　　左筱榛（项目统筹）
特约审读　陈锦文
责任校对　时东明　李琳琳
漫画插图　杨晓尘
封面设计　卢晓红
装帧设计　左筱榛

出版发行　华东师范大学出版社
社　　址　上海市中山北路3663号　邮编　200062
网　　址　www.ecnupress.com.cn
电　　话　021-60821666　行政传真　021-62572105
客服电话　021-62865537　门市（邮购）电话　021-62869887
地　　址　上海市中山北路3663号华东师范大学校内先锋路口
网　　店　http://hdsdcbs.tmall.com

印 刷 者　上海景条印刷有限公司
开　　本　787×1092　16开
印　　张　12.5
字　　数　171千字
版　　次　2020年12月第1版
印　　次　2020年12月第1次
书　　号　ISBN 978-7-5760-1035-0
定　　价　78.00元

出 版 人　王　焰

（如发现本版图书有印订质量问题，请寄回本社客服中心调换或电话021-62865537联系）

序　言

贝尔纳"风险社会"（Risk Society）理论提到：科技的好奇心首先是要对生产力有用，而与之相联系的危险总是被推后考虑或者完全不考虑，风险是人类活动和疏忽的反映，是生产力高度发展的表现。从国际社会整体发展规律来看，当人均国内生产总值（GDP）达到1 000至3 000美元这个区间时，该国即进入公共安全事件的高发期。按照这一规律，中国已经进入风险社会。如何有效应对突发公共卫生事件及其带来的严重后果，是一个长期而艰巨的任务。而在人类历史上经历的突发公共卫生事件中，又以传染病发生次数最多，危害最大。从天花、1918年大流感到SARS（传染性非典型性肺炎）、甲型H1N1流感（猪流感）、H7N9流感（禽流感）、MERS（中东呼吸综合征），乃至最近发生的新冠病毒突发疫情，可以说人类社会历史从某种角度而言是一部与传染病斗争的历史。

无论是2003年发生的非典，还是2020年发生的新冠病毒疫情，从近期人类经历的突发公共卫生事件来看，公众对传染病规律认识的缺失，往往致使其在疫情初期产生恐慌心理，并让谣言获得生长的土壤。因此在疫情预防阶段、预警应对阶段、扩散应对阶段、疫情缓和平息阶段以及总结反思阶段，为公众科学还原传染病的真相，梳理重大传染病的有关知识，提升公众健康应急科普技能，补全这门有关生命教育的公共卫生课是亟须且必要的。

值得一提的是，上海交通大学医学院公共卫生学院自2020年1月12日开始快速反应，及时预警，至今已连载近70篇原创突发公共卫生事件应急科普文章，多角度分层次及时为公众提供权威的疫情科普信息。所有与疫情相关的科普内容及合作节目已在中华人民共和国教育部官网、新华社、《科普时报》、中国科普网、今日头条、学习强国、《文汇报》、上海科委旗下科普平台、澎湃新闻、上海人民广播电台、东方卫视等媒体和学习平台登载，获得较大的社会影响力。事实上，应急科普不仅包括突发事件发生过程中的应急科普工作，也包括常态生活中为提高公众防范各种突发事件的安全意识而开展的科技宣传工作，所以应急科普工作至关重要且需长期进行。

在此基础上，上海交通大学医学院公共卫生学院作为出品单位联合上海市科学技术普及志愿者协会、上海市毒理学会等单位的力量，在后疫情时代倾力打造科普读物，本书应运而生。

本书跳出新冠肺炎单一传染病的介绍，着眼"传染病与人类社会"这一宏观视角，从人类历史上的传染病流行实例、传染病流行病学、打造公共卫生的安全体系三大部分，依托公共卫生领域权威专家集群，通过案例讲述和趣味漫画相交融的方式，向读者展现有关传染病的全貌和思考。

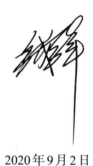

2020 年 9 月 2 日

钱锋院士（简介）
第十三届全国政协委员、九三学社上海市主委、中国工程院院士、
华东理工大学副校长、上海市科学技术普及志愿者协会理事长

目 录

第一部分

这十二种传染病，您了解吗

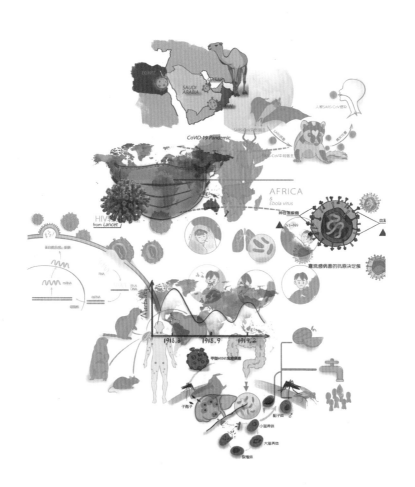

1

天花——人类唯一战胜的传染病

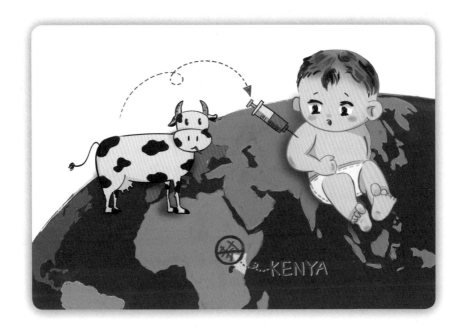

　　天花（Smallpox）是一种古老的传染病。在对抗天花的过程中，人类发明了第一支疫苗：天花疫苗。天花也是至今唯一一种被人类彻底消灭的传染病。

一、病原体——天花病毒

　　天花的病原体为天花病毒（Orthopoxvirus Variola），属于痘病毒（Poxviruses）的一种，外形近似长方体，边长约为400纳米，主要通过空气传播，具有传染性强、致死率高的特点（病死率约30%）。患者主要症状为皮肤颗粒状脓肿和高烧，被感染后无特效药可治。患者痊愈后虽然终生不会再感染，但全身会留下"痘斑"，人们把这种病毒取名

"天花"，意思是皮肤上的印记。

二、天花的流行

据历史记载，天花病毒是最古老的病毒之一，考古专家在3 000多年前古埃及的一位法老拉美西斯五世（Ramesses V）的木乃伊头上发现了天花脓疱的痕迹，这是人类历史上可考证的最早的天花病例。最早的天花疫情记载是发生在公元前1350年的古埃及与赫梯王国的战争。当时，埃及的囚犯将天花病毒传播到赫梯地区，造成大面积人群病死。随后，天花病毒又隐匿地随贸易活动从埃及传入印度，公元1世纪又通过战争俘虏从印度传入中国，公元2世纪罗马帝国出现天花疫情，公元6世纪天花经过朝鲜传入日本，至此，经过1 500多年的传播，天花病毒基本覆盖欧亚非大陆。

15世纪末哥伦布发现新大陆，天花病毒又跟随西班牙和葡萄牙的殖民者一路传至美洲。由于印第安人从未接触过天花病毒而缺乏免疫力，病死率高达90%。欧洲人踏上美洲大陆时，这里居住着2 000万—3 000万原住民，约100年后，原住民人口剩下不到100万人。

天花在中国流行，最早可以追溯到公元1世纪。据考证，中国的天花病毒是由当时的战争俘虏从印度经越南带到中国的，所以天花在中国古代也称"虏疮"。晋代道教学者、医药学家葛洪在其著作《肘后备急方》中，第一次描述了天花的症状和流行情况："比岁有病时行，仍发疮头面及身，须臾周匝，状如火疮，皆载白浆，随决随生，不即治，剧者多死，治得差后，疮瘢紫黑，弥岁方灭，此恶毒之气。"

三、战"痘"历程——牛痘接种法的发明

在现代医学出现之前，人们已经找到了防治天花的方法。

据史料记载，唐代名医孙思邈根据以毒攻毒原则，提取出天花患者疮中脓汁敷于皮肤的办法预防天花。在宋朝时期，中国的中医就开始应用"人痘"接种预防天花，成为世界免疫学的先驱。清代医学家朱纯嘏在其《痘疹定论》一书中记载：约公元1022年前后的宋代，人们发现那些曾经得过天花并活下来的人，一生都不会再被传染，于是将沾有疱浆的患者的服饰给正常儿童穿戴，或将天花愈合后的局部痂皮磨成细粉，经鼻给正常儿童吸入，这就是"人痘"接种法的雏形。

中国最早成功发明和完善了"人痘接种术"。清初在康熙皇帝的提倡下得到推广，太医院下开始有了专门的痘诊科，北京城内还设有专门的"查痘章京"，负责八旗防痘事宜，清朝天花防治自此走向科学化与系统化的道路。1742年，清政府下令编写了大型医学丛书《医宗金鉴》，其中的《幼科种痘心法要旨》进一步推进种痘标准化。随着清朝人痘接种术的大力推行，天花感染率大大下降，这在国际上也引起关注。俄罗斯、日本、朝鲜等国派人到中国来学种痘，18世纪，此法又由俄国传至土耳其，其后又在英国盛行。1721年，英国驻土耳其大使的妻子玛丽·沃特丽·蒙塔古夫人（Mary Wortley Montagu）主动让医生为她的孩子们接种了人痘，回到伦敦她又积极推广这种做法，虽然不少医生和牧师仍持怀疑态度，但许多贵族和上流社会人士却开始接种，人痘法开始在英国普及。

但由于人痘法本身是一种传染性的免疫手段，因此仍有巨大风险，直到英国医师爱德华·琴纳（Edward Jenner, 1749—1832）的一个偶然发现，带来了一种划时代的预防方法。1796年，琴纳发现，牛也会得一种类似天花的"牛痘"，但病情会比人得天花平稳很多，而挤奶女工一旦得过牛痘后就不会再患天花。琴纳首次将患牛痘的挤奶女工的痘浆接种在一个8岁未患天花的男孩詹姆斯·菲普斯（Janes Phipps）手臂上，等其痊愈后再给他接种天花痘浆，结果安然无恙，证实了牛痘疫苗对于预防天花的有效性，且安全性超过人痘术，人类医学史上的第一个疫苗由此面世。疫苗的英文单词为vaccine，来源于vaccina，是牛痘的意思（在拉丁语中，牛被称为vacca）。

四、天花消灭——人类历史上的第一次胜利

除牛痘疫苗、冻干技术的发明外，强有力的政府推行及国际合作也是人类消灭天花的重要因素。

19世纪后期，欧美各国政府通过立法强制全民接种疫苗，天花流行的趋势逐步得到了控制，虽发展中国家普遍面临资金问题，且热带国家天气炎热造成的疫苗失活问题严重，但总体上全世界天花的感染人数逐年减少。20世纪中叶，世界卫生组织成立并致力于在全球范围内消灭天花，同时适用于热带国家的冻干疫苗被发明，全球范围内的天花消灭计划稳步推进。

1967年，全球开始了最后一次大规模消灭天花行动。1977年，全

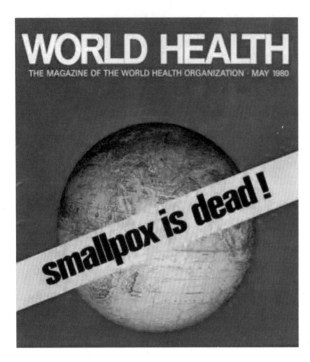

世界卫生组织宣布天花
被消灭的期刊封面

球最后一例天花患者在索马里被治愈。1979年10月25日，基于过去两年间再没有自然感染病例被发现，世界卫生组织在肯尼亚首都内罗毕宣布人类彻底消灭了天花，那一天也被定为"人类天花绝迹日"。1980年5月世界卫生组织宣布人类成功消灭天花。由此，天花成为最早被彻底消灭的人类传染病，也是目前人类唯一消灭的一种传染病。

2

鼠疫
——困扰人类几个世纪的黑死病之谜

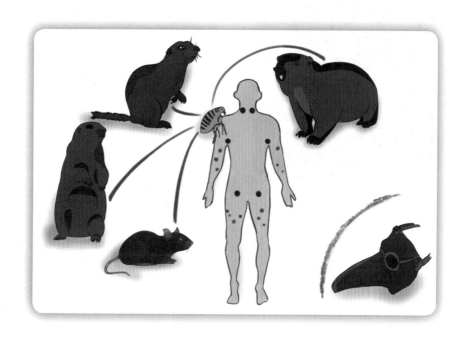

一、鼠疫为什么又被称为黑死病——鼠疫的症状

黑死病，即鼠疫（Plague），是人类历史上破坏性最大的传染病，以至于"瘟疫"一词曾专指鼠疫。鼠疫是我国法定的两种甲类传染病之一（另一种为霍乱），又被称为"一号病"。我国的《传染病信息报告管理规范》规定，如有鼠疫发生，相关人员应于2小时内通过网络进行报告。

鼠疫为什么又被称为黑死病呢？这是因为鼠疫最常见的症状是颈部、腋窝和腹股沟淋巴结炎，并逐渐在手臂、大腿等部位出现黑点或青紫色，从小点逐渐变大，从少量逐渐变多，最终导致皮肤与组织坏疽、变黑，乃至死亡。这也正是中世纪的人们称鼠疫为黑死病的原因。

二、鼠疫的病原体及传播途径

鼠疫的病原体为鼠疫杆菌（Yersinia Pestis），属耶尔森氏菌属（Yeriniavan Loghem），为革兰氏阴性球杆菌。鼠疫杆菌可导致败血型

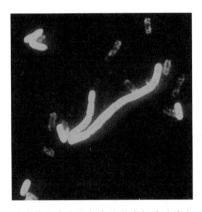

鼠疫（Septicemic Plague）、肺鼠疫（Pneumonic Plague）和腺鼠疫（Bubonic Plague）的发生，其中腺鼠疫最为常见，其病死率约为75%，而肺鼠疫的病死率可达100%。很多啮齿类动物身上都携带鼠疫杆菌，如黑鼠、土拨鼠、沙鼠、长尾黄鼠、达乌尔黄鼠、喜马拉雅旱獭等。与此同时，这些啮齿类动物身上的跳蚤也可携带鼠疫杆菌，并通过叮咬的方式传播给人。肺鼠疫也可通过呼吸道传播的方式形成人际传播。

造成腺鼠疫的耶尔森氏鼠疫杆菌（放大200倍）（图片来自 Plague Backgrounder Avma org Archived from the original on 16 May 2008 Retrieved 3 November 2008）

三、鼠疫的三次世界大流行

（一）第一次世界大流行

据欧洲历史学者研究，鼠疫的第一次世界大流行发生在公元五世纪东罗马帝国时期，最早暴发于埃及，并很快传播到了东罗马帝国的首都君士坦丁堡。由于年代久远，确切的死亡人数已经很难确定了，但是据保守估计，这次鼠疫导致了东罗马帝国丧失了至少1/3的人口，整个欧洲死亡的人数则在两千万人以上。这次鼠疫的暴发也间接地导致了罗马帝国再次复兴的希望破灭。

（二）第二次世界大流行

据记载，鼠疫的第二次世界大流行发生在14世纪的欧亚大陆，导致了当时约7 500万至2亿人死亡，有研究表明，整个欧洲约30%—60%

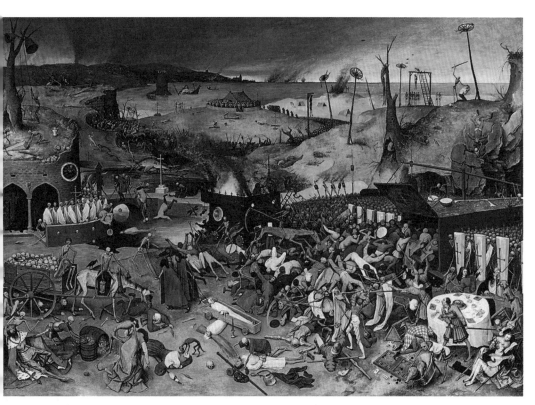

尼德兰画家彼得·布鲁盖尔（Pieter Bruegel）的《死神的胜利》反映了瘟疫之后的社会动荡和恐怖，这场灾难摧毁了中世纪的欧洲。

的人口死于此次大流行。中世纪的这次鼠疫大流行于1347年至1351年期间达到顶峰，造成了宗教、社会和经济的大动荡，对欧洲历史进程产生了深远影响。

意大利文艺复兴运动的杰出代表薄伽丘（Giovanni Boccaccio）所著的短篇小说集《十日谈》作为欧洲文学史上的第一部现实主义作品，即是以鼠疫的第一次世界大流行为背景的，该书讲述了在意大利佛罗伦萨鼠疫盛行期间，7位富家千金与3位在教堂遇见的年轻男子在乡村寓所避难，每人每天讲一个故事，十日共讲了100个故事。作者借故事批判了天主教会，赞美爱情的可贵，体现了人文主义的思想。

即使最虔诚的天主教信徒也逃脱不了黑死病的威胁，这让天主教在中世纪欧洲的地位和威信受到了极大的威胁与打击，也标志着中世纪即将结束。黑死病的流行促使欧洲人对科学的日益重视，为之后文艺复兴奠定了历史基础。

这次世界大流行后的鼠疫，虽然在大多数地方消失了，但它却于整个14至17世纪在欧洲和地中海地区反复发生并流行。据记载，14至17世纪期间，欧洲范围较大、影响特别严重的鼠疫流行累计达17次。

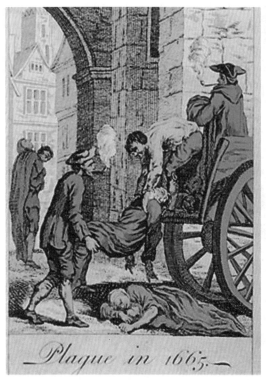

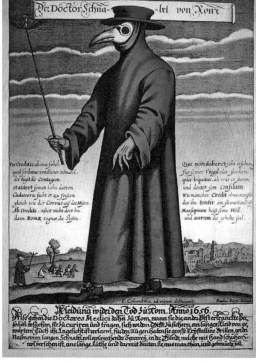

1665年英国的最后一次鼠疫暴发导致伦敦10万人丧生（http://the love for history.com/wp-content/uploads/2011/06/plague_380×529_712060a.jpg）

17世纪鼠疫暴发期间的医生和典型的鸟嘴服装（图片来自 Columbina, ad vivum delineavit Paulus Fürst Excud<i>t−1. Johannes Ebert and others, Europas Sprung in die Neuzeit, Die große chronik-Weltgoschichte, 101 Gütersloh: Wissen Media, 2008), p.197

仅法国，在1628—1631年的鼠疫疫情中就死亡近100万人。不光欧洲，第二次鼠疫世界大流行对伊斯兰国家也打击严重，据伊斯坦布尔的记载，1701—1750年间，共发生了大大小小37次鼠疫流行；1751—1800年间，又有31次鼠疫流行。巴格达也受到了鼠疫的严重打击，有时一次流行即可导致2/3居民的死亡。

（三）第三次世界大流行

第三次鼠疫大流行（1855—1859）始于19世纪中叶的中国，蔓延到所有有人居住的大洲，仅印度就有1 000万人因此而丧生。1900年至1925年期间，澳大利亚有12次鼠疫暴发，主要是在悉尼。这促成了澳大利亚建立公共卫生部门，对鼠疫通过寄生于老鼠身上的跳蚤叮咬人类而把鼠疫杆菌传入人体进行了一些前沿研究。

四、我国近代历史上首次成功控制鼠疫疫情

1910年11月，我国东北地区鼠疫暴发，疫情波及黑龙江、吉林、辽宁、河北、山东等地共计69县，死亡6万多人。时任天津陆军军医学堂副监督的伍连德临危受命，担任全权总医官，赴东北指挥抗疫。他亲手实施了中国医学史上第一例病理解剖，发现当时的鼠疫为肺鼠疫，成为世界上提出"肺鼠疫"概念的第一人；他还力排众议提出并确认了肺鼠疫的传播方式为"呼吸"和"飞沫"传播。他基于对当时疫情的判断，果断通过严厉的隔离和疫区封锁制度以及对患病尸体及接触物品的火化焚烧措施，使得当时的疫区中心——哈尔滨傅家甸的死亡人数急速下降，与此同时感染者也日趋减少，最终于1911年4月彻底消除了鼠疫疫情。

1911年4月3日，清政府于沈阳（原称奉天）召开了万国鼠疫研究会，11国专家受邀参会，伍连德被推选为大会主席，这也是中国有史以来的第一次大型国际学术会议。1913年，伍连德的鼠疫相关文章发表于医学顶级期刊《柳叶刀》，又一次刷新了中国历史上的第一次，成为中国有史以来第一位在国际顶级学术期刊上发表文章的人。1915年2月，伍连德又联合颜福庆等医学志士在上海创建了中华医学会，为我国的现代医学事业奠定了基础。

作为名副其实的中国现代医学第一人，伍连德先生的科学探索精神、人道主义关怀和勇于奉献的大无畏精神已载入史册，永远被我们铭记。

3

疟疾
——寄生虫传播的无国界传染病

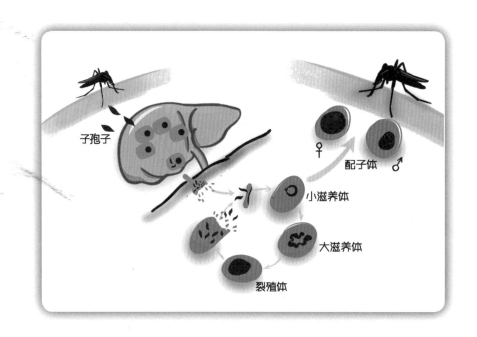

疟疾（Malaria），我国民间俗称"打摆子"，是由感染疟原虫（Plasmodium）所引起的虫媒传染病，通常经蚊虫（按蚊，Anopheles）叮咬或输入带疟原虫患者的血液而传播。

一、病原体——疟原虫

疟原虫是一种肉眼看不见的微小生物，在科学分类上属于单细胞原生动物。疟原虫感染引起的人类疾病在医学上称作疟疾，俗称"打摆子"。疟原虫种类繁多，寄生于人类的疟原虫有间日疟原虫（Plasmodium Vivax）、三日疟原虫（P. Malariae）、恶性疟原虫（P.

Falciparum）、卵形疟原虫（P. Ovale）4种，分别引起不同的疟疾类传染病，即间日疟、三日疟、恶性疟和卵形疟。我国主要感染为恶性疟和间日疟，偶尔有境外输入性三日疟和卵形疟。

疟原虫的基本结构包括核、胞质和胞膜，环状体以后各期尚有消化分解血红蛋白后的最终产物——疟色素。血片经染色后，核呈紫红色，胞质

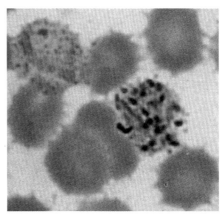

疟原虫侵入人类红细胞。可见疟原虫裂殖体10—15个，排列不规则，疟色素集中成堆，虫体占满红细胞内部。（图片来自《寄生虫图谱》）

为天蓝至深蓝色，疟色素呈棕黄色、棕褐色或黑褐色（见右上图）。除此之外，被寄生的红细胞在形态上也可发生变化，对鉴别疟原虫种类很有帮助。疟原虫有蚊虫和人两个宿主，包括蚊体内的有性繁殖和人体内的无性增殖，携带疟原虫的按蚊通过叮咬人而传播，引起疟疾寒热往来发作。

二、疟疾的起源与传播

早在公元前二三世纪，古罗马的文学作品中，已经写到出现了疟疾这种周期性疾病。在我国，现存最早的中医理论著作，成书于先秦时期的《黄帝内经》中也有对疟疾的详细记载。古代医学无法确定传染源，因此，世界各地的古人大多认为疟疾是通过空气传播的：中国古代医家认为疟疾由感受疟邪引起，是以恶寒壮热，发有定时，多发于夏秋季为特征的一种传染性疾病，其中引起瘴疟的疟邪亦称为"瘴毒"或"瘴气"；而古罗马人则认为，沼泽湿地中会产生肉眼看不见的微生物，通过口鼻呼吸进入人体，引发疟疾。意大利语中的"mal'aria"（污浊空气），由此就成了疟疾的学名Malaria。由于对疾病病原的错误理解和药物匮乏等因素，古时人们对这种传染疾病束手无策，甚至认为是神降于人类的灾难，并将这种传染性和致死率极高的病称作"疾病之王"。疟疾在世界各地都有过重大传播历史。中国清代康熙时的1693年，朝廷平定三藩之乱，在南方疟疾疫区参战的士兵有人感染此病，回京后通过蚊子叮咬在京城传染开，连康熙皇帝也得了疟疾，是服了

金鸡纳霜才治好的。

　　现代医学认为，疟疾属于传染性疾病，疟疾患者和携带疟原虫者为传染源。疟疾的传播媒介为雌性按蚊，经过叮咬人体而传播。在感染过程中，疟原虫先侵入肝脏发育繁殖，这时不会引起症状，病人一般不会注意。大约一至两周后疟原虫侵入红细胞繁殖，引起红细胞成批的破坏而发病，临床上以反复发作的间歇性寒战、高热、继之出大汗后缓解为特点。最后，疟原虫在人的肝细胞内发育，造成大量红细胞被破坏，导致病人周期性发热和贫血等症状，即引起疟疾的发病，可以使患者出现不同程度的贫血和脾脏增大。科学家发现，疟原虫可以杀死其所占据的肝脏细胞并使其脱离周围细胞。受感染的细胞随后通过肝脏血管壁的微小缝隙"挤"进血管。而后，细胞便会分裂成更小的、叫作"节片"的类细胞结构，每一个节片都充满了疟原虫。在此阶段，部分疟原虫形成配子体，当蚊子叮咬已经患有疟疾的患者时，它会吸吮含有寄生虫的血液，然后在叮咬下一个受害者时把寄生虫注入其体中，从而引起疾病的传播（见下图）。

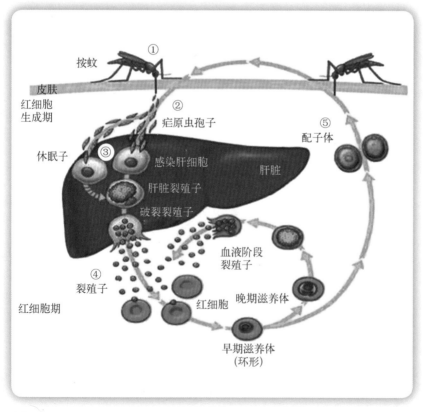

按蚊传播疟原虫并损伤宿主肝脏。疟原虫孢子在肝脏内寄生繁殖，同时侵入血液中的红细胞，在其内部红血球中裂殖，并在血液中产生配子体进行传播。（图来自预防医学网）

三、疟疾在世界各国的预防与控制策略

2010年中国政府制定并发布了《中国消除疟疾行动计划（2010—2020年）》。计划发布以来，我国通过"1—3—7"规范的重点防护措施，实施病例报告、完成个案调查与疫点处置；通过对每一个典型或非典型疟疾病例明确疟疾诊断，给予规范治疗，以彻底治愈疟疾病例。

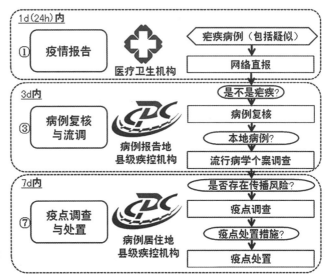

我国消除疟疾"1—3—7定点清除"工作流程
（图来源于曹俊　周水森　周华云等.中国疟疾从控制走向消除——消除阶段的目标策略和措施［J］.中国血吸虫病防治杂志，2013，25（5）：439）

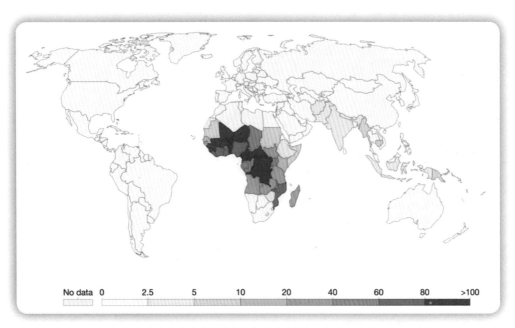

2017年疟疾的全球发病率分布（图来自 www.OurWorldData.org）

在世界其他国家和地区，疟疾呈地区性流行，其中以热带及亚热带国家为主。全世界约有一半人口处于罹患疟疾的风险之中，东南亚、南美洲是重灾区，撒哈拉以南的非洲地区更是重中之重，全球80%—90%的病例发生在该地区。

四、展望与小结：疟疾的治疗

奎宁（俗称金鸡纳霜）最初从植物中提取，是最早的治疗疟疾的有效药物，以后为人工合成的氯喹所替代。但奎宁类药物长期使用后，疟原虫产生耐药性，疗效不断降低。20世纪70年代初，中国科学家参考中药文献，开始研发治疗疟疾的新药青蒿素，并取得了成功。2015年10月，中国女科学家屠呦呦因创制新型抗疟疾药物青蒿素，与另两位外国科学家共享了当年的诺贝尔生理学或医学奖。

如今，以青蒿素类药物为主的联合疗法已经成为世界卫生组织推荐的抗疟疾标准疗法。世界卫生组织认为，青蒿素联合疗法是目前治疗疟疾最有效的手段，也是抵抗疟疾耐药性效果最好的药物。尽管世界上在彻底消除疟疾中面临诸多困难，但也时逢各种良好机遇，需要各国人民联合起来，科学应对挑战，并加快技术创新和突破，不忽视消除阶段亟须的关键技术的研究。因为如果仅简单加强现有防治措施，忽略了消除策略的转变和技术创新，那么，不仅消除疟疾的目标难以实现，而且还可能再次出现疫情回升甚至局部暴发流行的危险。

4

霍乱——19世纪的世界瘟疫

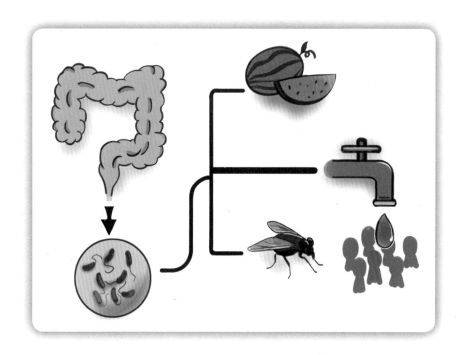

　　霍乱（Cholera）是一种急性消化道传染病，是我国《中华人民共和国传染病防治法》（2013修正）中规定的两种甲类传染病之一。霍乱作为一种古老的肠道传染病，曾在19世纪引起6次世界范围内的大流行，被称为"19世纪摧毁地球的最可怕的瘟疫之一"。时至今日，霍乱仍是威胁全球人类健康的重大公共卫生问题。

一、霍乱的罪魁祸首——霍乱弧菌

　　霍乱是由摄入受霍乱弧菌（Vibrio Cholerae）污染的食物或水引起的。霍乱弧菌为革兰氏阴性弧菌，能快速运动。按菌体抗原"O"的区别而分为O1、O2、O3······O139血清群。其中，O139血清群是霍乱弧菌的一个新突变株，首次出现在1992年印度、孟加拉国发生的霍乱病人中。目前公认能引起发病者为O1及O139群。

霍乱弧菌对热、干燥、直射阳光、酸及一般消毒剂如漂白粉、来苏尔、碘及高锰酸钾等均敏感；煮沸后立即被杀死；直接接触万分之2.5过氧乙酸溶液即刻死亡。自来水和深井水中加百万分之0.5氯，经15分钟即可杀灭。

二、"圣水"引起的瘟疫——霍乱流行情况

霍乱为消化道传染病，多发生于夏秋季。霍乱病人在发病期间可持续排出细菌，最长可达2周，霍乱弧菌在病人感染后的1—10天内，会随着病人的粪便被排泄到周围的环境之中，可通过水、食物、日常生活接触及苍蝇等不同途径进行传播，其中经水传播最为突出，水源被污染可引起大流行。人对霍乱弧菌普遍易感，患霍乱痊愈者可获得一定免疫力。

在印度，朝圣活动是印度教徒表达宗教信仰的重要方式。其中，恒河更是信徒心中的至圣，每天都有成千上万的信徒到恒河朝圣、沐浴，祈求保佑和消除灾难。即便是死后，也希望能魂归恒河，认为恒河才是最神圣的葬地。作为仪式的一部分，朝圣者要生饮恒河水，这为霍乱弧菌的传播提供了极为理想的条件，同时朝圣者还会将圣水带给亲朋好友，又进一步为霍乱的传播提供了便利。

历史上，霍乱共发生过7次世界性的大流行。第一次大流行（1817—1823年）从印度恒河三角洲开始蔓延；前六次（1817—1823、1826—1837、1846—1853、1865—1875、1883—1896以及1899—1920年）虽然在世界各地流行，但均是源于印度恒河三角洲地区。前后的7次大流行使得全球几大洲的数百万人失去生命。研究估计，在世界范围内霍乱每年大约引起130万—400万例病例，其中大约死亡2.1万—14.3万。现在霍乱仍在许多国家呈地方性流行的趋势。

我国1949年以前的霍乱主要由O1群引起。1949年之后，随着全球第七次霍乱大流行，我国于1961年在广东首次出现O1群El Tor生物型霍乱流行，先后波及全国29个省、市、自治区，成为严重危害人民健康的公共卫生问题。1993年，在新疆出现了O139血清群霍乱。21世纪以来，我国霍乱疫情呈小范围的暴发流行及散发的特点。

三、保持良好卫生习惯——远离霍乱

霍乱是一种会致命的病，"上吐下泻"是它最典型的临床特征，人们在摄入污染的食物或饮用水之后，短时间内可会因大量丢失水和盐，很快引起脱水、肌肉痉挛、少尿、电解质丢失及酸碱平衡失调，严重者出现休克、急性肾功能衰竭及酸中毒，如不加以治疗，可导致死亡。

现在霍乱仍在许多国家呈地方性流行的特点。但只要我们保持良好的个人卫生习惯，完全可以预防霍乱。

（一）养成良好的个人卫生习惯

改善个人的卫生习惯，如饭前便后洗手、食用安全的食物、粪便无害化处理，并加强宣传教育。

（二）确保水源安全

采用集中式供水，提供安全的生活饮用水，同时改善生活卫生设施与条件，是控制霍乱传播的长期解决方案。

（三）口服霍乱疫苗

目前，针对霍乱已研制出口服霍乱疫苗，并通过了世界卫生组织的资格认证。

四、公共卫生现代化——由霍乱疫情作出的改变

霍乱7次全球大流行，夺走了数百万人的生命。但同时，自流行病学的先驱约翰·斯诺（John Snow）医生画出他分析病情的"死亡地图"起，亦开启了人类应对霍乱疫情的现代公共卫生的历程，推动着全世界公共卫生现代化的步伐。

（一）促进了环境卫生尤其是水体卫生的发展

霍乱的全球大流行，都是伴随着饮用水问题而存在的。因此，改善水源，提供安全饮用水和卫生设施对于控制霍乱的传播至关重要。这就要求世界各国加强水源管理、优化居住环境，从而推动环境卫生的良性发展。

（二）开启了现代流行病学的发展

在英国伦敦宽街霍乱事件中，为了寻找霍乱的暴发源头，斯诺医生开创性地绘制了"死亡地图"，从而为公共卫生与预防医学的研究提供了一门新的学科——流行病学。

（三）建立起疾病监测与报告网络

世界卫生组织及国家政府层面建立并逐步健全综合疾病监测网络，将霍乱作为其报告的病种之一，并实现监测信息的及时公开与共享。

5

结核病——白色瘟疫的持续威胁

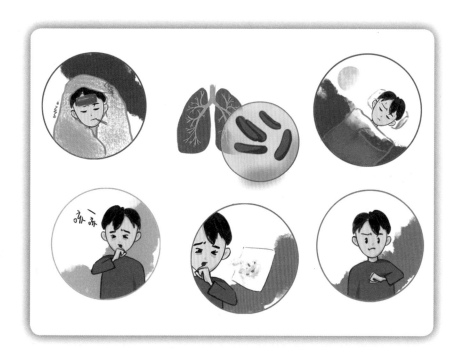

在我们观看的以抗菌素发明之前时代为背景的影视作品中，常有这样的情节：多情的男主角或女主角，有意或无意地一咳嗽，白手帕一捂嘴，一口鲜血赫然在上。它往往预示着，这人没救了。这里咯血所代表的多数就是结核病（Tuberculosis）里最常见的肺结核（Pulmonary Tuberculosis）。因为过去医疗条件差，多数染上该病的人等于进了"鬼门关"，所以就有"十痨九死"的说法。肺结核患者多半面色苍白、身体虚弱、咳嗽不停、骨瘦如柴，曹雪芹笔下多愁善感的林黛玉、小仲马笔下的茶花女、鲁迅笔下的华小栓等都是死于肺结核。然而现实也同样残酷，鲁迅本人就因肺结核而逝世。当然，影视作品中常有夸张的成分，但是在治疗结核病的药物发明之前，结核病确实是不治之症。

一、结核病的罪魁祸首——结核分枝杆菌

结核病是结核分枝杆菌（Mycobacterium Tuberculosis）感染导致的疾病，可以发生在身体的很多部位，最常见的是肺结核。肺结核的主要症状是咳嗽、咳痰、痰中带血、午后低烧、胸痛、食欲不振、疲乏和消瘦。肺结核病人使劲咳嗽、咳痰、打喷嚏，或者大声说话的时候，会把带有结核杆菌的飞沫播散到空气中，这些飞沫被周围人群吸入将会造成感染。

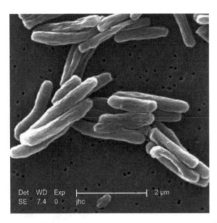

电子显微镜下的结核杆菌（图来自：Wikipedia）

结核病是一种由结核杆菌（Tubercle Bacillus）引起的慢性传染病。结核杆菌是一种呈短棒状、稍弯曲的杆菌。它的个头非常小，直径1—4微米，大概相当于人头发直径的1/60。因此，人肉眼是无法看到结核杆菌的，必须借助显微镜才能看到。

结核杆菌喜欢氧环境。因为肺上叶氧含量高，肺结核病占各类型结核病的80%以上。通过呼吸道吸入体内后，在有血流的地方生长，除了指甲和头发，其他地方都会长结核。结核杆菌有三怕。一是怕热，95℃加温1分钟即可杀死结核杆菌。二是怕光，阳光直射2—7小时，紫外线照射10—20分钟就可杀死结核杆菌。三是怕酒精，浓度为70%—75%的酒精浸泡20—30分钟即可杀死结核杆菌。

二、结核病的"前世今生"

19世纪，结核病在欧洲和北美大肆流行，社会各阶层都受其影响，西方后来将结核病称为"人类死亡之首"，在历史某一时期它成为死亡率最高的疾病。据统计，从滑铁卢战役到第一次世界大战爆发前，在20—60岁的成年人中，肺结核的死亡率是97%。与令患者身体发黑的黑死病（鼠疫）类比，结核病因患者面色苍白而得名"白色瘟疫"。

结核这个病历史悠久，远比小说里面的林妹妹那时要久远，人们在9 000年前的埃及木乃伊上就发现过脊椎结核病的特征。而随着分子科

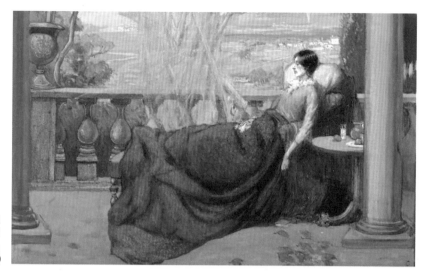

维多利亚时代
的结核病人画
像（图片来自：
Wikicommons）

学技术研究的发展，慢慢地在更久远的远古人类骨骼标本中也发现了结核杆菌的DNA，这说明结核这个病，其实并不"年轻"。

结核病，曾经的"白色瘟疫"，时至今日仍然是世界上最致命的传染病杀手之一。1993年世界卫生组织宣布结核病疫情进入"全球紧急状态"。2019年世界卫生组织统计显示，2018年，全球范围内估计有1 000万人患上结核病；在中国，估计有86.6万人患上结核病。

世界卫生组织从1996年起，将每年的3月24日确定为世界防治结核病日。它的来历是1882年3月24日德国著名医学家罗伯特·科赫（Robert Koch）在柏林生理学会上宣布发现导致结核病的"元凶"——结核杆菌，从此为结核病的诊断和治疗带来希望。为纪念这一特殊贡

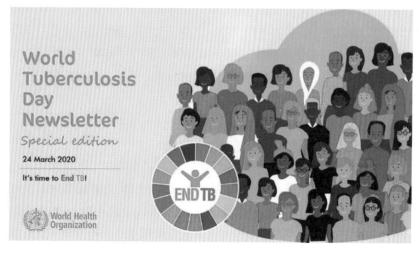

世界防治结核
病日海报（图片
来自世界卫生组
织2020）

献，2020世界防治结核病日的宣传主题是"It's Time！"（时不我待）。该主题呼吁全球尽快采取积极行动，消除结核病带给人类健康的影响，并推动加快实现联合国2030年终止结核病的目标。

三、对付结核病的"抗击战"

在中世纪的英国和法国，结核病被叫作"国王的邪恶"，应对之法则是"国王的触摸"。人们相信，经国王用手摸一摸病人的淋巴结，结核病人便能获得治愈。早期医学还试图通过放血和饥饿阻止疾病发展。19世纪英国诗人济慈（John Keats）患病后，经过了医生一次次的放血治疗，以及每天一小片面包和一条小鱼的饥饿疗法，去世时年仅25岁。19世纪40年代，居住环境和生活条件被认为有助于病人康复，肺结核治疗逐渐进入疗养院时代。

不管是放血治疗、萎陷疗法还是疗养自愈，都代表人类事实上还没和病原体打过照面。1882年，德国微生物学家学家罗伯特·科赫研究了肺结核死者的肺部。反复试验后，科赫利用亚甲蓝染色肺组织，终于发现了细棒状的结核杆菌。1895年，德国物理学家威廉·伦琴（Wilhelm Röntgen）发现的X射线让医生能够更清晰地诊断结核病并追踪病情的发展。1921年，法国细菌学家卡尔梅特（Albert Calmette）和介朗（Camille Guérin）发明了卡介苗，成功接种于婴儿预防肺结核。1944年，美国微生物学家瓦克斯曼（Selman Abraham Waksman）分离出了链霉素，这是第一种对结核分枝杆菌有效的抗生素。同年链霉素使用于临床，标志着结核病治疗时代到来。1951年，拜耳、施贵宝和罗氏等几家药企，几乎同时发现了另一种结核病治疗药物——异烟肼。异烟肼药效更强，毒性更小，且因不存在专利之争，价格并不昂贵。接着，异烟肼、链霉素、对氨基水杨酸钠组合成为标准化治疗方案（长程疗法），雷米封、利福平、乙胺丁醇等药物也相继合成。然而，细菌们也没有坐以待毙，而是悄悄进行着"升级"，伺机而动。

四、节节败退的结核病抗击战

20世纪90年代，结核病再度猖獗，目前结核病仍然是全球以及我国最重大的公共卫生挑战。结核病是全球头号传染病杀手，《2019全球结核病报告》指出，结核病是全球十大死亡原因之一，也是单一感染源

（排名高于艾滋病HIV）导致的主要死亡原因。

人类在肺结核面前折戟，有其必然原因。尤其是耐药性结核病的出现，让人类对抗这一疾病的战争又添挫折。近年来，由于抗生素的滥用，越来越多的结核分枝杆菌产生了耐药的变异，多重抗药性结核病已经成为消灭结核病的一大阻碍，甚至还出现了完全耐药的结核病例。所谓耐药肺结核，就是指结核菌对药物产生了抗药性，普通的药物不再能将其杀灭，治疗的成功率急剧下降，花费明显增加，甚至可能达到普通肺结核治疗花费的100倍，医学界也将耐药性结核病视为"能传染的癌症"。2018年，全世界约有48.4万例耐多药结核病和利福平耐药结核病病例，其中50%的病例发生在印度（27%）、中国（14%）和俄罗斯（9%）。

结核病是艾滋病毒感染者的头号杀手。2018年，150万人死于结核病，包括25.1万名艾滋病毒感染者。8.6%的结核病例发生在HIV阳性患者中，在非洲国家，合并感染HIV的结核病比例最高，在非洲南部部分地区超过50%。同时，艾滋病毒携带者患活动性结核病的可能性是普通人患病可能性的26至31倍。

另外，结核病的主要攻击对象是贫困人群。贫穷的病人和低下的购买力，导致了药厂的研发后劲缺乏，在过去的50年中，除了2012年上市的达喹啉，结核病并没有什么新药面世。目前针对结核的疫苗卡介苗并不能完美地应对这种疾病，它们只能预防儿童罹患严重的结核病，然而近百年来，却并没有更有效的疫苗问世。尽管卡介苗接种作为儿童免疫接种规划的一部分且覆盖率很高，但全球结核病发病率的下降仍然十分缓慢，这表明需要研发一种可用于所有年龄组，针对所有形式结核病的疫苗。

结核病是一种持续的威胁，人类还没能够完全征服它。世界卫生组织《2019全球结核病报告》传递了一个明确的信息：要扭转结核病流行的趋势，迫切需要持续加快努力和加强合作。每一个层面，包括世界范围、地域以及国家都应该重视这一传染性疾病，集合资源和智慧，致力于以筛查、治疗和预防的医疗政策为切入点，推进便民、利民的医疗设施，在此基础上才能从本质上推进对结核病的研究和防治结核病利好政策的实施。

6

1918年大流感
——蔓延全球的死亡之舞

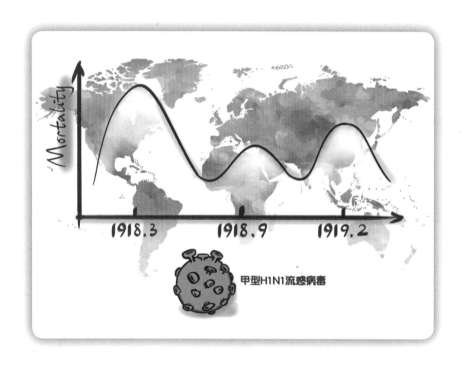

一、污名的由来

顾名思义，流感就是流行性感冒的简称。1918年大流感（The great
Influenza），又称西班牙流感（Spanish Flu），是人类历史上传染病暴发
最严重的疫情之一。西班牙流感名字的由来，并不是因为此流感是从
西班牙暴发的，而是因为当时正值第一次世界大战的末尾，西班牙作
为一战的中立国，首先报道本国暴发了流感，甚至西班牙国王阿方索
十三世也患上严重流感。其实，西班牙疫情暴发的时间，还在英国、法

国、德国等国之后，不过，上述这些参战国害怕动摇军心，都在封锁疫情消息，因此这场疫情就以"西班牙流感"为世人所知。出于对部分国家及人民的尊重，建议在正式的场合中使用"1918年大流感"这一名称。1918年大流感的发源地依然是一个没有确切证据的历史之谜，但有一点可以确定的是，西班牙并非此次大流感的发源地。这场大流感始于1918年1月，终于1920年12月，历时3年，几乎遍及世界各个角落。

二、1918年大流感的元凶

这场流感的元凶现在已经查实，是由甲型H1N1（Influenza A/H1N1 Virus）流感病毒引发。甲型流感病毒的天然宿主是鸟类，主要是水禽和滨鸟。人类、其他哺乳动物和家禽的甲型流感病毒是由不常见的水禽宿主转换变异后传播的，因此人们对流感病毒基因变化相关的信息知之甚少。

三、1918年大流感的发生过程

1918年大流感作为20世纪的第一次世界性流感大流行，从1918年春末到1919年初，以3个传染高峰几乎同时传遍了欧洲、亚洲和北美洲。这是流感流行史上最严重的一次，短短3年的时间里造成全球约1亿人死亡。

（一）第一波是发生于1918年春季的温和波，死亡率较低

1918年大流感暴发时正处在第一次世界大战期间。流行病学证据表明，1918年初，一种新的流感病毒发源于美国堪萨斯州哈斯克尔县，随后向该州东部蔓延，到达赖利堡的美军福斯顿营地。3月4日，一名列兵因发冷、咽喉肿痛、头疼并且肌肉酸痛到军队医院就诊，他没有想到，随后全球都受到了影响，多米诺牌阵的第一块牌已经倒下，1918年大流感从此就悄然在人类社会生根。福斯顿军营与其他军事基地的兵力调动来往频繁。在福斯顿军营出现第一个病例后的两周内，其他多个军营相继出现流感侵袭的现象。接着多米诺骨牌效应展现，欧洲、中国、印度、澳大利亚等也都发生了流感。这次流感症状貌似普通的感冒，大多数患者表现为轻症，只有头痛、高烧、肌

肉酸痛和食欲不振而已。最危险的是老人和有基础病患的人群，而年轻、健康的人很容易康复，持续时间很短，并没有导致大规模的死亡。

一开始人们并没有意识到流感来自军营，更未意识到让感染病毒的军人回家休息、恢复健康的做法会产生灾难性后果。正当人们放松警惕时，病毒再一次向人类发起了更加猛烈的攻击。

（二）第二波是发生于1918年秋季的超级严重波，是死亡率最高的一波

1918年8月第二波流感在法国出现，并迅速从海上越过大西洋，同时沿非洲西海岸南下首先到达塞拉利昂的弗里敦。传染高峰从9月份开始，在法国、美国和塞拉利昂同时暴发，并席卷全球，这个传染高峰具有显著的致死性。9—12月流感自东向西横扫美国，并向外扩散，欧洲、太平洋岛屿以及澳大利亚等大部分地区受到感染。除了人迹稀少荒无人烟的地方及孤立的冰岛和美属萨摩亚岛未受波及，可以说这场流感席卷了全世界。

1918年大流感与普通感冒有很多相似症状，如咳嗽、头痛、发热、鼻塞、全身疼痛。但是，与过去的流行性感冒有所区别的是，流感往往因引发并发症而导致死亡，以肺炎最多。以往大多数瘟疫的死亡率年龄曲线是"U"形，即死亡率最高的是儿童和老人。但是1918年大流感期间多数死亡病例年龄在15—35岁之间，99%的死者年龄不超过65岁，死亡率曲线则呈现为"W"形，也就是15—35岁之间的青壮年死亡率很高。

1918年大流感与一战紧密地结合在了一起，它杀伤力巨大，在军营里、在运兵船上、在战场、在医院，到处都是流感病人，这不可避免地对战局产生了影响。一些正在进行的军事行动进展受阻，双方都付出更加惨重的代价，这成为第一次世界大战提早结束的原因之一。

（三）第三波是发生于1919年春季的缓和波，死亡率介于第一波和第二波之间

第三个传染高峰发生在1919年初，持续时间较短，致死性较低。在美国死于流感的人数，许多地方从11月末到12月不断下降，而到了1919年1月、2月又开始上升，但没有任何地方发病率、死亡人数再次达到第二波流感的水平。

四、"大流感之母"

　　1918年大流感夺走了数千万人的生命，这场H1N1流感是人类历史上最致命的一次流感大流行，所以美国军事病理研究所病理学家杰弗里·陶本贝格尔（Jeffery Taubenberger）将这次流感称为"大流感之母"。这场大流感横扫美洲、欧洲、亚洲，甚至因纽特人聚居区，世界至少有1/3的人口中出现了症状性疾病，约5亿人感染并有明显的临床症状。这次大流感在美国的病死率约为0.5%至1%，全球范围内的平均致死率高于2.5%，估计全球有5 000万至1亿人因此病死亡，占全球人口的5%左右。

　　据史料记载，1918年世界总人口才17亿人。当年的第一次世界大战导致了3 800万人死亡，已经是一个骇人听闻的数字。然而，相比同一年发生的大流感所造成5亿人感染，5 000万至1亿人死亡这一可怕的数字来说，还是相形见绌。可见大流感病毒对人类的杀伤力要比战争杀伤力高许多。

五、为什么这次"感冒"有那么大的威力？

　　感冒一般分为普通感冒和流行性感冒，两者均是通过空气飞沫传播，临床症状也很相似。虽然普通感冒与常见的流感难以区分，但是它们在病原体、症状以及并发症的程度上都是存在区别的。感冒的致病源主要以普通病毒为主，病程5—7天；而流感的致病源是流感病毒，病程1—2周，且伴随的并发症较多。1918年大流感病毒毒性极强，感染病例的主要死亡原因是继发性细菌性肺炎。

　　流感病毒特别容易反复暴发流行，并在所有年龄阶段的人群中引起急性呼吸系统疾病。流感的广泛流行主要是由于流感病毒本身具有的三个特点：一是可以通过基因重组或直接传播在禽类或猪宿主中循环，并不定期地传播给人类；二是一旦流感病毒在人群中稳定传播，其重要的免疫靶标抗原会迅速发生难以预见的变化；三是流感病毒作为病毒，由于其依赖的聚合酶纠错能力较低，因此极易发生突变，造成"抗原转变"，所以一般每一年就会产生新的流感病毒。这种发生变异的新型流感病毒能够躲过人体的免疫系统和之前流感病毒的疫苗。因此，人群在面对新的流感病毒时普遍缺乏免疫力，这时就有可能发生新的流感大流行。此外，战争带来的人员集中和流动，战争造成的物资匮乏和人们对疾病的抵抗力下降，也使得1918年大流感的病毒更容易传播扩散。

六、大流感带来的反思

（一）隔离是最有效手段

《美国被遗忘的传染病：1918年流感》一书最早对1918年的大流感进行了历史研究，提出由于当时全球交通的发展和殖民主义扩张，以致仅有亚马逊河口一个小岛和少数几个太平洋岛屿避免了最早暴发于美国堪萨斯州的流感所造成的大规模感染。多年后，美国国防部进行复盘调查时也发现佛蒙特州北部的乡镇弗莱彻、新泽西州的普林斯顿大学等地区无人感染。密歇根大学流行病学历史学家霍华德·马克尔（Howard Markel）解释说，这些社区基本上都进行了"保护性隔离"，即将健康人群保护起来，免受外界感染的风险。"没有人进来，也没有人出去。学校停课，取消聚众活动。"这些方法100年后依旧在使用，只是现在的隔离封锁措施技术含量更高一些。在世界其他地区只有那些地理上孤立的地方隔离才起作用。流感的第一波到达了澳大利亚，1919年当第三波流感再次来到澳大利亚，却被澳大利亚的隔离措施挡在了门外。2020年中国对湖北省暴发的新冠肺炎疫情，也采取了有效的隔离措施，避免了疫情进一步在国内大规模扩散。

（二）公开透明的疫情信息是必要的

战争很大程度上影响到了国家公共卫生政策及其决策效能，交战双方都实行了军队审查制度，普通民众可能无法充分了解真实的情况，为防止造成恐慌、影响战事，政府隐瞒疫情并封锁消息。

《华盛顿邮报》指出，1918年大流感暴发的早期，纽约市卫生部部长和港口卫生官员联合发表声明，认为不存在流感暴发的危险，并未采取预防或控制措施，后来才承认纽约的流感，将大流感宣称为"另一种叫法的普通流感"，并未指出流感的致命性。流感疫情被彻底曝光后，仍有机构或行业从轻报道，导致民众对流感的误判，更有甚者针对政府对流感采取的控制措施产生质疑，批评政府关闭人员密集场所与清理街道等卫生行为侵犯公民自由。这些隐瞒疫情信息的行为误导人们，使人们放松了警惕。费城在1918年9月举办了一场大型游行活动，欢迎回国的美国水兵，约20万人参与其中。这直接导致了费城流感大暴发，在6周内造成12 000人死亡。

（三）建立公共卫生体系刻不容缓

2020年3月，西班牙卡斯蒂利亚-拉曼却大学的科学史教授玛利亚·伊莎贝尔·波拉斯（Maria Isabal Porras）在接受西班牙主流媒体《先锋报》为发表评论文章《1918大流感给我们传递的讯息》所作的采访中，这样说道："由于发生了流感疫情，所有国家都发生了社会危机。以西班牙为例，大批人无家可归，使得一些部门意识到建立某种保障制度的必要性。"由于缺乏公共卫生系统，大多数位处内陆偏远地带的农村地区在面对疫病时无可奈何，而在大城市里的工人聚居地区，情况也难言乐观。自1918年危机以来，全球出现了卫生系统改革的呼声，要求卫生系统现代化，扩大覆盖范围。与此同时，各国也同样意识到在公共卫生领域协同合作、应对全球性卫生威胁的必要性。因此，上世纪20年代创建国际联盟之时，便专门设了应对流感的卫生部门。该机构可被视为当今世界卫生组织的前身。英国广播公司（BBC）也认为，人们从1918年大流感中吸取的最大教训是，公共卫生是最好的防御手段。

7

艾滋病——因爱而生的死神

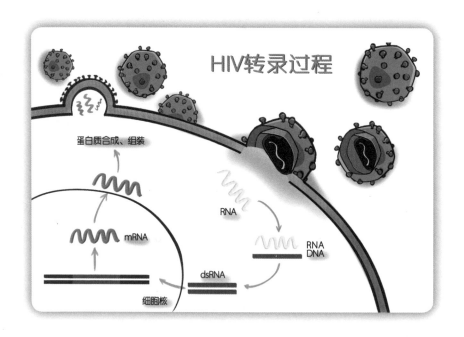

获得性免疫缺陷综合征（Acquired Immune Deficiency Syndrome，简称AIDS，缩略词的合音称为艾滋病）一般指由人类免疫缺陷病毒（Human Immunodeficiency Virus，简称HIV）感染造成的疾病。

一、病原体——人类免疫缺陷病毒（HIV）

艾滋病的病原体为人类免疫缺陷病毒，属于慢病毒属，是一种潜伏期极长的逆转录病毒。HIV可经性接触传播，包括不安全的同性、异性、双性性接触；也可经血液及血制品传播，包括公用针具静脉注射毒品、不安全规范的介入性医疗操作、纹身等；还可以经母婴传播，包括宫内感染、分娩时和哺乳传播。男性同性性行为者、注射毒品者、性工作者、跨性别者是艾滋病的高风险人群，其感染HIV的概率分别是普通人群的10—20倍。HIV攻击人体免疫系统，主要表现为CD4+T淋巴细胞数量不断减少，最终导致人体细胞免疫功能缺陷，引起各种机会性感染和肿瘤的发生。

二、获得性免疫缺陷综合征（AIDS）

"获得性"区别于先天性疾病，是由后天感染人类免疫缺陷病毒（HIV）致病。"免疫缺陷"见于该病毒主要损害CD4+T淋巴细胞，导致免疫功能耗竭。"综合征"见于AIDS临床表现错综复杂，常以症候群出现，可见于任何临床科室。艾滋病临床主要分为三期：急性期、无症状期和AIDS期。急性期发生在患者最初感染后2—4周，可能出现包括发烧、疲劳、咽炎、头疼、恶心、呕吐、肌肉和关节疼痛等症状。从HIV感染进展到艾滋病，在无药物干预情况下一般需要1—10年，少数为1—2年。无症状期患者可有持续性浅表淋巴结肿大。AIDS期为病毒感染的最后阶段，患者表现为艾滋病相关症状、机会性感染（如结核病）和恶性肿瘤。

三、艾滋病的流行

经过多年的研究，目前多数研究者认为，人类免疫缺陷病毒最早出现在20世纪20年代非洲的金沙萨，由西非中部的黑猩猩传给人类，后由移民带入美国并由此蔓延全球。HIV-1起源于野生黑猩猩，很有可能是从猿类免疫缺陷病毒SIV跨种感染进化而来。HIV-2则可能是从几内亚比绍的乌白眉猴的另一种猴免疫缺陷病毒跨种感染而来。该病传染源包括HIV感染者和艾滋病患者，HIV主要存在于传染源的血液、精液、阴道分泌物、胸腹水、羊水等体液中。

1981年，美国疾病控制与预防中心报道，洛杉矶地区5名健康男性同性恋者罹患卡氏肺囊虫肺炎，这五名患者都是年轻男性，在患上肺炎前健康状况良好。相关专家推测这5例奇怪的病例"可能表明他们有细胞层面的免疫功能障碍"。后来美国其他地区也相继发现了类似病人，这些病人的共同特征是免疫系统尤其是胸腺T淋巴细胞受到了严重的破坏。早期的病人都是年轻的男同性恋患者，因此艾滋病一度被称作"同性恋病"，被当时的里根政府忽视。1981年6月6日，美国疾病控制与预防中心通报全球首宗HIV感染病例。这一疾病随后被正式命名为"获得性免疫缺陷综合征"。1983年，法国巴斯德研究所首先从一例患有慢性淋巴结肿大的男性同性恋病人的血液中分离到一株逆转录病毒，将其命名为淋巴病相关病毒（Lymphadenopathy Associated Virus, LAV）。1984年美国从艾滋病人身上分离到相似的逆转录病毒，当时将其命名为嗜人T淋巴细胞病毒（Human T Lymphotropic Virus, HTLV）Ⅲ型（人类嗜T淋巴细胞病毒属于δ逆转录病毒属）。经鉴定，这些病毒为同一病毒，归入逆转录病毒科（Retrovirus）。1986年国际病毒分类委员会将LAV和HTLV-Ⅲ统一命名为人类免疫缺陷病毒（Human Immunodeficiency Virus, HIV），以更明确地反映出病毒导致免疫缺陷而非导致癌症的性质。

艾滋病发现之初，由于没有有效的治疗手段，艾滋病患者只能受病痛折磨至死。1995年，鸡尾酒疗法的发明和广泛应用延缓了大多数感染者的发病时间，死亡率开始大幅下降。然而，艾滋病仍然是全球性的大流行病。联合国艾滋病规划署的统计数据显示，自艾滋病流行开始至2018年底，全球已有累计7 490万人感染了艾滋病毒，3 200万人死于与艾滋病相关的疾病。至2019年6月底，2 450万人正在接受抗逆转录病毒治疗。2018年，HIV感染者人数约为3 790万人，其中有170万感染者为儿童（小于15岁）。得益于艾滋病筛查和鸡尾酒疗法的发明和推广，自1997年HIV感染达到峰值以来，新的HIV感染减少了40%；自2004年艾滋病相关死亡达到峰值以来，与艾滋病相关的死亡人数减少了56%以上。2018年的数据显示，所有感染HIV的人中有79%知道自己的感染情况，所有感染者中有62%正在接受治疗。

四、艾滋病患者的曙光——鸡尾酒疗法

艾滋病患者通常接受高效联合抗逆转录病毒治疗（Highly Active Antiretroviral Therapy，HAART），俗称"鸡尾酒疗法"，现又称抗逆转录病毒治疗。目前国际上共有6大类30多种药物（包括复合制剂）。成人和青少年一旦确诊HIV感染，均建议立刻开始治疗；启动HAART后，需终身治疗。

五、"柏林病人"和"伦敦病人"创造的治愈奇迹

蒂莫西·雷·布朗（Timothy Ray Brown）是一名居住在德国柏林的美国翻译，是一名同时罹患艾滋病和急性粒细胞白血病的病人。2007

年，他的白血病病情恶化，在进行了三个疗程的化疗后，在柏林进行了骨髓移植。出人意料的是，这次移植同时治愈了艾滋病，HIV病毒下降到了检测不到的水平。2009年，《新英格兰医学杂志》发表了这位被称为"柏林病人"的病例研究，轰动了整个医学界。"柏林病人"作为世界上首例被治愈的艾滋病患者受到全世界瞩目。学界普遍认为，这可能是由于骨髓捐赠者的一种罕见的基因突变——Δ32突变产生了CCR5受体缺失的CD4+T细胞，切断了HIV病毒进入细胞的通道。可惜的是，2020年9月30日他还是因为癌症复发去世了，享年54岁。

2019年，《自然》杂志发表了第二例艾滋病治愈的病例，文章报道一位来自英国伦敦同时患有霍奇金淋巴瘤和艾滋病的男性病人（因病人要求，没有公开其姓名、年龄、国籍等信息，只把他称为"伦敦病人"）在接受来源于CCR5-Δ32捐赠者的造血干细胞移植后，16个月内不仅治愈了霍奇金淋巴瘤，患者血液内HIV病毒也下降到检测不到的水平。2020年，《柳叶刀》杂志发表的研究报道了"伦敦病人"的最新进展：该患者在接受移植后停用ART药物后30个月期间，血浆中HIV病毒载量依然低至无法检测。"伦敦病人"也被正式认为是世界上第二例被治愈的艾滋病患者。

重要的是，在HIV疫苗和药物研究陷入胶着状态的今天，"柏林病人"的奇迹被"伦敦病人"重现，给全世界艾滋病患者带来了生的希望。

六、艾滋病的预防措施

HIV感染的预防措施主要包括：正确使用安全套，采取安全的性行为；不吸毒，不共用针具；推行无偿献血，对献血人群进行HIV筛查；预防职业暴露与感染；控制母婴传播等。

HIV暴露前预防（Pre-Exposure Prophylaxis，简称PrEP）：是指有感染艾滋病病毒（HIV）风险的人，通过服用抗病毒治疗药物，来减少感染HIV风险的措施。PrEP是一种相对较新的预防艾滋病的措施，我国云南省被列为全国首批PrEP试点地区之一。PrEP适合于有较高感染HIV风险者。另外，单阳伴侣中阳性一方抗病毒治疗尚未达到病毒持续成功抑制前，阴性一方除坚持使用安全套外，也可以采用PrEP提供更多保护。对频繁使用HIV暴露后阻断用药者也建议采用PrEP。2012年7月美国食品药品监督管理局（Food and Drug Association, FDA）正式核准Tenofovir + Emtricitabine（TDF/FTC，Truvada特鲁瓦达）成为HIV

暴露前预防性服药的首选药物。此外还需配合HIV检测、肌酐测量、多种性病筛查，以及随访检测。科学研究显示，如果按规定使用PrEP，可以将HIV经性传播感染的风险降低90%以上。需要注意的是，每天规律使用PrEP的人会比经常漏服的人收获更好的预防效果，依从性越好，药效越好。只有每天坚持使用PrEP，才能使人体中的药物浓度达到最高水平，从而实现最有效的保护。开始使用PrEP并不意味着将终身使用。如果使用者不再有较高的HIV感染风险（包括目前没有性行为、已经停止吸毒，或一直采用其他方式保护自己），就可以停止使用PrEP。总的来说，PrEP是非常安全的，约90%的使用者不会出现任何副作用。因为PrEP在人体中建立保护屏障是需要时间的，在此期间仍应采用其他预防HIV感染的措施（例如使用安全套等）。另外，PrEP不能预防除HIV以外的其他性传播疾病以及意外怀孕等，因此，在使用PrEP的同时也需要使用安全套。

1988年1月，世界卫生组织发起并创立世界艾滋病日，规定公历12月1日为世界艾滋病日，旨在提高人们对艾滋病的认识。2014年世界卫生组织公布防治目标"HIV 90-90-90"，即到2020年，90%感染者知道自己的病况，90%知道病况者服用药物，90%服用药物者病毒量被成功抑制。过去10年中，各国政府和组织作出了巨大的努力，现在我们对HIV及其预防和治疗的了解在不断增加，资源贫乏的国家中接受治疗的人数虽然快速增加，但是新感染HIV的人数逐年下降；此外，我们在防止母婴传播HIV和护理HIV感染孕妇方面也取得了长足进步。

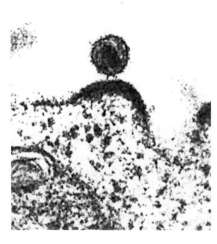

一个HIV病毒颗粒从被感染的免疫细胞中出芽释放（图片来自Content Providers: NIH-National Institutes of Health-In Their Own Words:NIH Researchers Recall the Early Years of AIDShttp://aidshistory.nih.gov/discovery_of_HIV/budding.htmlhttp://aidshistory.nih.gov/discovery_of_HIV/photos/1budding.jpg，公有领域，https://commons.wikimedia.org/w/index.php?curid=32870）

8

传染性非典型肺炎（SARS）
——21世纪人类应对的第一场
全球性传染病战役

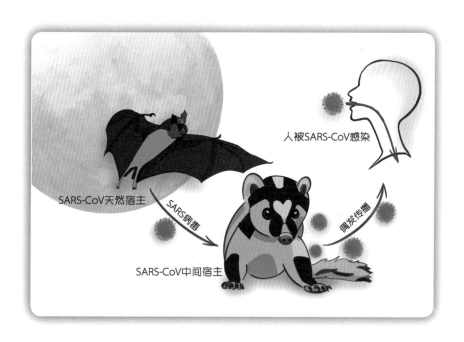

人被SARS-CoV感染

SARS-CoV天然宿主

SARS病毒

偶发传播

SARS-CoV中间宿主

　　传染性非典型肺炎，又称严重急性呼吸综合征（Severe Acute Respiratory Syndromes，简称SARS）。在未查明病因前，被叫作"非典型性肺炎"。SARS是一种传染性极强的新型的急性呼吸道传染病，在我国法定传染病乙类排首位，并规定按甲类传染病进行报告、隔离治疗和管理。SARS从2002年11月16日中国广东省佛山市的首例病人出现，到2003年7月5日世界卫生组织（WHO）宣布全球首次SARS流行结束，历时8个月，波及全球32个国家和地区。2004年8月15日世界卫生组织官网公布的数字显示，2002年11月16日—2003年8月7日，全球累计SARS病例共8 422例，因SARS死亡916人，病死率近11%。2003年11

月以后虽出现零星病例，但都没有再次演变成疫情。自2005年后未再有病例报告。

一、追捕SARS病原体

2002年11月在我国广东省部分地区出现的不明原因的"非典型性肺炎"，经过短短两个多月后扩散到国内24个省、自治区和直辖市，并迅速波及亚洲、欧洲、美洲等29个国家和地区，2003年3月15日，世界卫生组织正式将该病命名为SARS，并发出了SARS疫情的"全球警报"。SARS疫情引起了众多中外科学家的关注，找到病原体成为诊疗和防控SARS疫情蔓延的关键。

（一）SARS是由哪一种病原微生物引起的

2003年3月17日，世界卫生组织建立了由中国（包括香港和台湾）、新加坡、日本、美国、英国、法国、德国、加拿大和荷兰9个国家13个顶尖实验室组成的全球网络实验室，开始了寻找SARS病原的联合攻关。攻关组收集了多国患者的咽部、鼻咽部分泌物、血清及主要器官的活检组织样本等标本，从中分离出一种新的病毒，运用电镜观察和分子生物学技术，鉴定出它是一种冠状病毒（Coronavirus），并进行了血清学鉴定。科学家用分离培养的这种冠状病毒感染猴子，被感染的猴子也出现同样的非典型肺炎症状，并从病猴的组织样本中分离出这种病毒。随后科学家完成了这种冠状病毒的基因测序，绘出了它的基因图谱。4月16日世界卫生组织在日内瓦宣布，这种新的冠状病毒是SARS的病原，并将其命名为SARS冠状病毒（SARS-CoV）。

确定一个不明原因疾病的病原，必须遵循科赫法则，即符合三个基本条件：

第一，要能够从样本中分离培养出这样的病原；第二，血清学的诊断，证明该病原造成了病人血清抗体的改变；第三，要能够建立动物模型，该病原体能使动物产生相似或同样的疾病。

可见，SARS病原体的确认过程完全符合科赫法则。

（二）戴着美丽皇冠的SARS病毒（SARS-CoV）

冠状病毒是一类RNA病毒的总称，分α、β、γ、δ4个属，其中α和β已被发现可传染人致病。SARS-CoV属于β属冠状病毒，是目前所

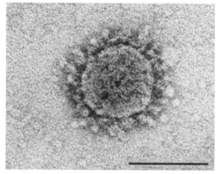

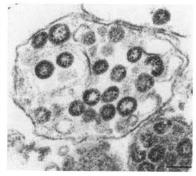

SARS病毒 · SARS正在被感染的细胞内繁殖

电镜下的SARS病毒（图片来源于A Novel Coronavirus associated with Severe Acute Respiratory Syndrome. The New England Journal of Medicine. 348. 1953–1966. DOI:10.1056/NEJMoa030781）

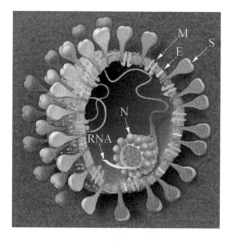

SARS-CoV的结构示意图
（图片来源于中华人民共和国卫生部传染性
非典型肺炎（SARS）诊疗方案（2004版））

知道的最大的RNA病毒。在电镜下观察呈多形性，有脂质包膜，直径多为60—120纳米，包膜上有放射状排列的花瓣样或纤毛状突起，长约20纳米或更长，基底窄，形似王冠。

（三）SARS病毒在人体外环境中的存活力怎样

研究发现，在室温24℃条件下，病毒在尿液里至少可存活10天，在腹泻病人的痰液和粪便里能存活5天以上，在血液中可存活约15天，在塑料、玻璃、马赛克、金属、布料、复印纸等多种物体表面均可存活2—3天。

病毒对温度敏感，随温度升高抵抗力下降，37℃可存活4天，56℃加热90分钟、75℃加热30分钟能够灭活病毒。紫外线照射60分钟可杀死病毒。

病毒对有机溶剂敏感，乙醚4℃条件下作用24小时可完全灭活病毒，75%乙醇作用5分钟可使病毒失去活力，含氯的消毒剂作用5分钟可以灭活病毒。

二、SARS病毒从哪里来

2003年4月全球科学家们通力合作追捕到引起SARS的病原体，那SARS病毒是从哪里来的呢？只有追溯源头，才能从根本上阻断传播的链条。而分析病毒的变异特征，有可能为追踪病毒来源提供线索。

流行病学调查研究发现2003年广东SARS暴发早期病例与动物的接触有关，有些病例的发病与直接或间接接触果子狸及其污染的环境有关。2003年深港两地科研人员联合开展了对SARS病毒的溯源研究，他们从果子狸标本分离出SARS样病毒，并对分离出的SARS样病毒基因进行了全序列测定，分析显示，该病毒与人类SARS病毒有99%以上同源性。各种已有的流行病学证据和生物信息学分析提示，野生动物市场上的果子狸是SARS病毒的直接来源。所以当时，果子狸成了"过街老鼠"，在很多地方遭到捕杀。直到2013年10月，中国科学院武汉病毒研究所石正丽研究团队研究成果证实SARS病毒来源于中华菊头蝠，果子狸可能是中间宿主。

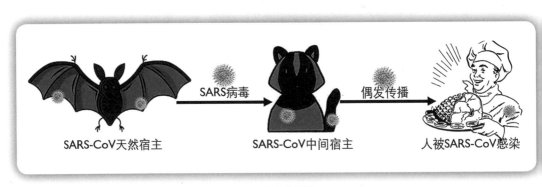

SARS病毒传播链

三、SARS患者会有什么症状

SARS是一种传染病，大部分病人可以追踪到流行病学接触史，即有被传染和/或传染他人的可能性或证据。SARS的潜伏期通常限于2周之内，一般约2—10天。主要有以下三类症状：

（一）发热及相关症状

常以发热为首发和主要症状，体温一般高于38℃，常呈持续性高热，可伴有畏寒、肌肉酸痛、关节酸痛、头痛、乏力。

（二）呼吸系统症状

干咳，少痰，少数病人出现咽痛。可有胸闷，严重者渐出现呼吸加速、气促，甚至呼吸窘迫。

（三）其他方面症状

部分病人出现腹泻、恶心、呕吐等消化道症状。

四、SARS是如何在人群中传播的

（一）传染源

SARS病人是最主要的传染源。已有研究表明，SARS-CoV感染以显性感染为主，即有症状的感染者才有传染性，所以传染源很容易被发现。

（二）传播途径

主要是近距离呼吸道飞沫传播和手接触传播。在个别暴发疫情医院和社区存在气溶胶传播。

（三）易感人群

人群普遍易感，但儿童感染率较低。医护人员，以及病人出现症状期间照顾他们的人，是被感染的高危人群；从事SARS-CoV相关实验室操作的工作人员和果子狸等野生动物饲养、销售的人员，在一定条件下，也是可能被感染的高危人群。

五、如何做好个人防护

传染病预防关键是做好隔离传染源、切断传播途径和保护易感者，对SARS的预防，具体要做好以下事情。

1. 对确诊病人或疑似病人要早发现、早报告、早隔离、早治疗；密切接触者应隔离，医学观察14天。

2. 保持室内空气流通，经常开窗通风；做好环境的清洁和消毒；注意个人卫生，正确洗手；尽量减少去空气流通不畅和人员密集的公共场所，在人员密集的场所应正确佩戴口罩。

3. 目前对SARS还没有特效的疫苗或药物预防方法，我们应保持积极心态、均衡营养、合理运动、作息规律和充足睡眠以提升机体免疫力。

六、SARS对中国公共卫生的影响

2003年5月国务院颁布了《突发公共卫生事件应急条例》，它标志着我国突发公共卫生事件的应急处理工作已纳入法制化轨道。SARS疫情后，国家加大了对公共卫生防御体系建设的投入，比如传染病直报系统的建设，包括预警机制、快速反应机制和信息披露机制。SARS也警示国人应重视生态文明，保护好野生动物的生态环境。

9

人感染禽流感——飞来的流感

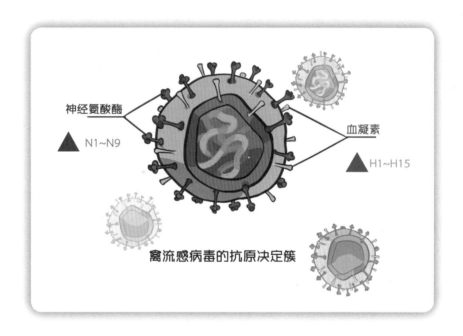

禽流感病毒的抗原决定簇

神经氨酸酶 N1~N9

血凝素 H1~H15

人感染禽流感（Avian Human Infection with Avian Influenza），也称为人禽流感（Human Avian Influenza），这是一种由于人体感染了某些种类的禽流感病毒引起的一种急性传染病。

一、说说禽流感病毒

禽流感病毒（Avian Influenza Virus，简称AIV），属于甲型流感病毒的一大类特殊亚型。大部分禽流感病毒只会感染鸡、鸭、鹅等家禽或大雁、天鹅等野生鸟类，根据对禽类的致病性由高到低可分为高致病性、低致病性和非致病性三大类，高致病性禽流感因其在禽类中传播速度快、致死率高，危害严重，故被世界动物卫生组织列为A类动物疫病。

与其他甲型流感病毒相同的是，禽流感病毒颗粒的外膜被两种不同的表面糖蛋白所覆盖，也就是血细胞凝集素（H）和神经氨酸酶（N），H和N分别有15个亚型和9个亚型，天然的遗传不稳定性使得病毒在复制过程中很容易发生基因重配，导致H和N出现新的排列组合，使其结构发生改变，形成新的病毒毒株，部分新毒株就开始具备了感染人类或其他哺乳动物的能力。由于人群对这些变化多端的新毒株没有免疫力，从而很容易造成人感染禽流感疫情的暴发或流行。

禽流感病毒可由禽类直接或间接传播给人，携带该病毒的家禽或野生鸟类的粪便、血液、分泌物、排泄物、羽毛或尸体里都很有可能含有足以导致传播的病原体。消化道或呼吸道是禽流感病毒入侵人体的两大门户，高危行为包括宰杀以及加工被感染的禽类等，此外，也有一些儿童在散养家禽活动区域玩耍时，通过接触家禽粪便而受感染的案例。可见，如果不注意防控，禽流感病毒传染给人的风险还是很大的，所幸的是目前还没有发现禽流感病毒具备持续的人传人的能力。

人感染禽流感的潜伏期通常为3至7天，但也有短至数小时或长至3周左右的情况。人体是否感染禽流感病毒可通过核酸或血清抗体检测明确诊断。人感染禽流感的高发季节是冬季和春季，主要症状包括发热、咳嗽、流鼻涕、肌肉酸痛等，大部分患者常伴发肺炎，症状严重者甚至可导致心脏、肾脏的功能衰竭而死亡，早发现、早诊断、早治疗是减少死亡病例的关键。及时掩埋和焚化病禽和死禽，隔离病人，切断传播途径是控制人感染禽流感疫情的有效措施。

二、历史上的人感染禽流感

历史上有记录的仅在禽类间传播的禽流感最早发生于1878年的意大利。当时，鸡群大量死亡，因此被人们称为鸡瘟，1901年，导致这场禽类间瘟疫的病原被命名为鸡瘟病毒（Fowl Plague Virus，FPV）。但是，直到1955年，研究人员才根据该病毒颗粒核蛋白抗原特性，将其认定为甲型流感病毒家族中的一员。而人感染禽流感最早是20世纪70年代在美国被发现的。

1997年5月11日，香港1名年仅3岁的儿童因发热、咳嗽、腹痛而住进伊丽莎白医院，病情发展迅速，仅10天后就死于不明原因的肺炎、急性呼吸窘迫综合征、Reye综合征、肝肾功能衰竭等多种并发症。同年8月，经世界卫生组织（WHO）和美国疾病预防控制中心鉴定为

H5N1型禽流感病毒引起的人类流感，这是历史上第一次从人体分离到的禽流感病毒（H5N1）亚型毒株，引起了医学界的高度关注。这次香港的H5N1型人感染禽流感疫情共导致18人感染，6人死亡。截至2013年3月，全球共报告了622例人感染高致病性H5N1型禽流感病例，其中死亡371例，病死率接近60%，且多为年轻人和儿童。

2003年2月至5月，荷兰发生了H7N7型人感染禽流感的疫情，共致89人发病，其中78人发生了眼结膜炎，5人除结膜炎外还同时有流感样症状，即发热、咳嗽、少痰，或伴有头痛、肌肉酸痛和全身不适等，2人为单纯的流感样症状，另有2人无明显症状，只有1人因流感样症状继发肺炎合并急性呼吸窘迫综合征而死亡。2002年和2004年，美国和加拿大还发现H7N2和H7N3毒株也能直接感染人。

2013年2月以来，我国上海、安徽、江苏、浙江、河南、北京等地先后发生了不明原因的重症肺炎病例，病原体已被明确诊断为H7N9型禽流感病毒，这是在全球首次发现该毒株的禽流感病毒感染人类。患者主要表现为流感样症状，重症患者表现为重症肺炎，持续高热达39℃以上，甚至出现呼吸困难伴咯血痰，进而快速发展出现急性呼吸窘迫综合征、纵隔气肿、脓毒症、休克、意识障碍及急性肾损伤等。自2013年至2017年间，仅在我国大陆地区，就导致了350人发病，其中109人死亡（占31.1%）。

三、人感染禽流感与普通流感之间的区别

与人类感染普通流感相比，人感染禽流感具有更大的危害。那么，人感染禽流感与普通流感之间有哪些区别呢？

首先是流行特征不同。普通流感经常从人员密集的大城市开始流行，并通过公路、铁路等交通线向其他城市传播，发病有明显的人群聚集性。人感染禽流感多首发于与禽类动物有接触的养殖场、农贸市场，多发生在农村和郊区，发病无明显的人群聚集性。

其次，临床表现不同。尽管它们在发病初期的表现很相似，包括起病突然、高热、畏寒、寒战，以及随后出现的咳嗽、咽痛，甚至并发肺炎等，但是总体而言，普通流感的潜伏期更短（通常2至3天），症状较轻，只有极少数的重症患者，大多数人在感染后的1至2周内可自愈，病死率很低，以H1N1型普通流感为例，其病死率仅为约0.5%。人感染禽流感的潜伏期相对较长（通常3至7天），临床症状更重，几乎所有患

者都有肺炎的表现，且病情发展迅速，常导致严重的呼吸窘迫综合征、休克、肺出血、胸腔积液、多脏器功能衰竭等多种并发症，病死率较高，尤其以H5N1、H7N9为代表。

最后，预防策略不同。预防普通流感最理想的方法是接种流感疫苗，特别是婴幼儿、老年人、准备怀孕的女性、慢性肺病和心血管疾病的患者等；此外，少去人流密集的场所、戴口罩、勤洗手、注意个人卫生、注意室内通风和空气清洁、积极参加体育锻炼、戒烟限酒等也是积极的预防行为。预防人感染禽流感应一方面随时监测禽类中的流感疫情，一旦发现异常，应迅速采取控制措施，疫情严重时，甚至需要对禽类采取扑杀和无害化处理措施；此外，家禽的饲养、运输、交易、加工和烹调等所有环节均应做好个人防护，避免直接接触病禽及其排泄物、血液、分泌物、羽毛、尸体等，做到全过程和全方位消毒，家庭厨房也应注意清洁卫生，杜绝砧板、容器等的生熟交叉污染，禽蛋类食物一定要彻底煮熟后再食用。

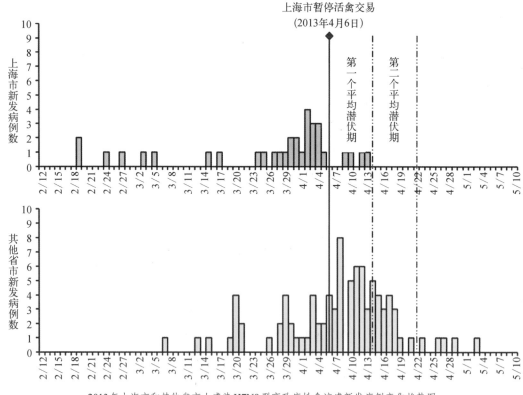

2013年上海市和其他省市人感染H7N9型高致病性禽流感新发病例变化趋势图

四、上海市成功控制人感染H7N9型高致病性禽流感疫情的经典案例

2013年3月底在上海和安徽两地首先发现了人感染H7N9型高致病性禽流感突发疫情，基于发病人数快速上升的严峻形势，上海市率先果断决定自4月6日起暂停活禽交易。这一措施的效果并没有立竿见影地遏制新发病人继续出现的势头，而是在经历了一个平均潜伏期（7天）之后，效果才显现出来，自4月13日之后，上海再无一例新发病例，而没有采取这一防控措施的其他省市在后续仍出现较多病例。

这一经典案例告诉我们，无论是哪种急性传染病，在疫情刚发生时，迅速、果断、科学地切断传播途径的决策是多么重要；同时，由于潜伏期的存在，任何疫情防控措施从开始到产生效果是有时间差的，切不可急于求成。

10

埃博拉病毒——飘忽的死神

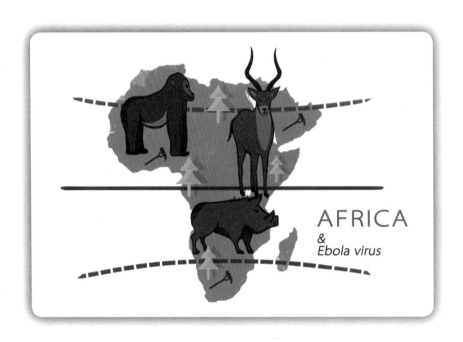

埃博拉病毒（Ebola Virus，简称EBV）是导致埃博拉出血热（Ebola Hemorrhagic Fever，简称EBHF）的病原体。埃博拉病毒感染人体后极其暴虐，能攻击除骨骼肌和骨组织之外的所有内脏和组织，使之坏死，并慢慢被分解、液化，引起多发性出血，导致感染者多器官衰竭而死。由于其感染致死率非常高，令人闻风丧胆，埃博拉病毒被称为"人类命运的黑板擦"。

一、埃博拉病毒的发现

埃博拉出血热最早暴发于1976年的非洲中部的扎伊尔（现刚果〔金〕）。首发病例为一名男性，因其牙龈、眼睛和结肠（肛门）出血不止而死，因而被称为出血热。该患者死后，他的女性亲属因徒手给他脱衣物、擦拭身体而出现类似症状并相继死亡。疫情最终传播到周围的46个村庄，358人发病，325人死亡，死亡率高达90.8%，超过我们已知的任何一种病毒。科学家们从患者身上分离出一种病毒，经检验和鉴定，是一种新的类似于马堡病毒（Marburg Virus）的丝状病毒（Filovirus）；因其暴发地扎伊尔附近有一条名为埃博拉的小河而命名为埃博拉病毒。

苏丹南部的恩扎拉镇几乎与扎伊尔同时暴发了类似的出血热疫情，284人发病，151人死亡，死亡率为53%。经后来的深入研究发现，两起疫情都是由埃博拉病毒感染引起的，但病毒株在序列、致病性和传播性方面有明显的差异，扎伊尔病毒株的毒力比苏丹株强1 000倍，而苏丹株的传播性比扎伊尔株强。

1989年秋天，一批由菲律宾进口到美国弗吉尼亚莱斯顿的食蟹猴出现了类似埃博拉病毒病的出血热疫情。经分离、检测和鉴定，科学家发现是一种新的埃博拉病毒引起的。当时该疫情在当地引起了极大的恐慌，所幸该病毒株仅对猴子致病，被感染的几名工作人员没有出现任何症状。这株病毒被命名为莱斯顿埃博拉病毒。

1994年科学家们又从一起患出血热的黑猩猩尸体中发现了埃博拉病毒的身影，被命名为塔伊森林埃博拉病毒，这种病毒对人的致病力相对较弱。2007年科学家再次在乌干达西部和刚果民主共和国接壤的本迪布焦区发生的出血热疫情患者身上分离出埃博拉病毒，其感染病死率为30%，被命名为本迪布焦埃博拉病毒。

迄今为止，共发现5种亚型的埃博拉病毒，分别为扎伊尔型、苏丹型、莱斯顿型、塔伊森林型和本迪布焦型。目前仅发现莱斯顿埃博拉病毒感染人不致病，其他4种亚型都可以感染人类和其他灵长类动物引起发病甚至死亡。在这5种亚型中，扎伊尔型埃博拉病毒是致病性最强、暴发最频繁的病毒。

二、飘忽的死神

迄今为止，非洲地区共发生25次埃博拉病毒病疫情，其中集中暴发21次，散发4次。引起疫情暴发的亚型以扎伊尔埃博拉病毒为主，其次是苏丹埃博拉病毒。每次疫情暴发不仅导致了当地大规模的人员死亡，还进一步加剧了当地的贫困。每次暴发都无时间规律可循，都是忽然而至，肆虐多个村庄后，又悠然而去。埃博拉病毒就像一个飘忽不定的死神，悬荡在非洲的上空。

三、谁是自然宿主

每一起埃博拉病毒病暴发的背后，都能找到与动物传播相关的线索。如1976年苏丹的埃博拉病毒病疫情源于当地棉花厂工作的3位工人，而棉花厂内有蝙蝠和啮齿类动物的踪迹，科学家推测埃博拉病毒可能来源于蝙蝠或啮齿类动物。1994年，一位人类学家因解剖一只患埃博拉出血热的科特迪瓦黑猩猩尸体时感染埃博拉病毒，这也是有记录的第一起由动物到人类的埃博拉病毒跨种传播。2007年刚果（金）暴发的埃博拉病毒病疫情始于患者C——患者C每年都购买蝙蝠作为食物——患者C出现发热和头痛症状，接着其4岁的女儿感染埃博拉病毒去世，其夫人在清理女儿的尸体时也感染去世，其后埃博拉疫情暴发。根据这些线索，科学家们不停地寻找埃博拉病毒的自然宿主和中间宿主。2005年，科学家从果蝠（包括锤头果蝠、富氏前肩头果蝠及小领果蝠）体内检测到埃博拉病毒核酸，而果蝠感染埃博拉病毒后并不致病，证实果蝠是扎伊尔埃博拉病毒的自然宿主。而能感染埃博拉病毒致病的动物有大猩猩、黑猩猩、猴子、森林羚羊、豪猪等，这些动物可能是埃博拉病毒的中间宿主，为埃博拉跨种传播到人起了非常重要的跳板作用。

四、为什么受伤的总是非洲

截至目前的25起埃博拉病毒病疫情的疫源地都还仅限于非洲地区，其他国家如美国、英国和西班牙发现的都是输入性病例。为什么埃博拉病毒病总是在非洲暴发？这可能与当地人的生存方式和社会经济条件密切相关。多起埃博拉疫情的可能感染源都指向非洲猩猩、猴子和果蝠、蝙蝠等动物。非洲居民为了生存不断扩展捕猎、砍伐、采矿等活动范围，经常直接或间接地接触大猩猩、猴子、蝙蝠等野生动物，增加了暴露于埃博拉病毒的风险。当地居民一旦感染埃博拉病毒，由于防护意识淡薄，加之当地有为逝者脱去衣服、清洗身体的风俗，传染性很强的埃博拉病毒极易通过直接接触感染患者传播开来。而当感染患者去医疗条件差、医疗物资匮乏的医院就诊时，埃博拉病毒极易通过防护意识淡薄的医务人员（共用医用手套、一次性注射针头等）传给其他患者和医护人员，而检测技术的缺乏则会导致潜伏期的患者因漏诊而成为新的感染源。这也是非洲的埃博拉病毒病疫情呈现为小区域和以医院为中心的特征的缘故。

五、埃博拉药物及疫苗研发现状

自从1976年埃博拉病毒病疫情出现，科学家就致力于研发针对埃博拉病毒的特效药，但是至今还没有研发出针对埃博拉病毒的特效药物，也没有特效的预防性疫苗。由于埃博拉病毒疫源地主要位于非洲，当地经济落后、购买力低下，国际大公司因获利预期不佳而不愿意投入过多的资金用于抗埃博拉病毒药物的研发；另外，由于埃博拉病毒的强传染性和高致死率，任何涉及埃博拉活病毒的实验均需在P4实验室展开，而全世界的P4实验室也就几家，防护资源的匮乏也直接限制了埃博拉相关药物的研发。总之，药物投入的缺乏和安全防护的高需求使得抗埃博拉病毒药物开发比较缓慢。但是，目前也筛选出一些可能具有应用前景的药物，如中和抗体ZMapp和小分子干扰RNA药物TKM-Ebola均在猕猴身上显示良好的保护作用。此外，一些候选疫苗也在灵长类动物中显示了较好的保护作用：如埃博拉病毒样颗粒疫苗（不含病毒核酸的空壳结构）、包含埃博拉病毒GP基因的重组水泡性扣眼病毒载体疫苗和猩猩3性腺病毒载体重组疫苗，都在灵长类动物中显示能起到良好的保护作用，已进入临床试验。

六、面对埃博拉病毒，谁也无法独善其身

尽管埃博拉病毒病的疫源地截至目前还局限在非洲大地，但随着全球一体化经济的发展，非洲与多个国家在劳务、商务、教育、旅游等领域都有广泛的合作；加之埃博拉病毒的强传染性和最长可达21天的潜伏期，使得埃博拉病毒疫情的输出风险增高。因此，只有全球一起紧密合作，加快埃博拉病毒药物的开发和防控体系建设，才有可能在疫情再次暴发时尽可能能减少人员和经济损失。

11

中东呼吸综合征（MERS）
——"沙漠之舟"引发的祸端

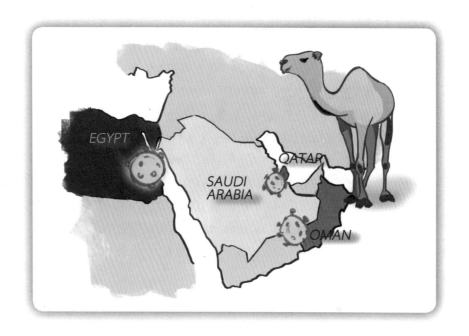

一、SARS的表亲MERS

中东呼吸综合征（Middle East Respiratory Syndrome, MERS）是一种由中东呼吸综合征冠状病毒（MERS-CoV）感染引起的严重呼吸道疾病。大家可能对MERS还有些陌生，但提起SARS大家都很熟悉，毕竟2003年的SARS疫情给全中国人民留下了深深的阴影。而MERS病毒和大名鼎鼎的SARS病毒相类似，甚至在早期被称为"类SARS病毒"。MERS于2012年9月在沙特阿拉伯首次被发现，主要流行于中东地区，之后在欧洲、亚洲和北美等27个国家和地区均出现疫情。在我国，只在2015年曾出现一例输入型病例，并且没有在国内发现动物体内带有病毒。但值得注意的是，目前MERS病毒并没有消失，随着全球化的进一步加深，国际交流更加频繁，病毒跨境传播更加容易，疫情控制更加艰难，因此MERS防控一刻不容松懈。

二、MERS疫情的元凶和传播特征

MERS病毒粒子呈球形，病毒衣壳外包含糖蛋白组成的刺突样结构，电镜下观察如皇冠状，与2003年的SARS病毒同属于冠状病毒，是迄今发现的第6个能感染人类的冠状病毒。MERS是一种人畜共患病毒性传染病，研究表明，人类通过与受感染的单峰驼骆直接或间接接触而受到感染。在埃及、阿曼、卡塔尔和沙特阿拉伯等一些国家的单峰骆驼中检出此病毒，并在中东、非洲和南亚单峰骆驼中检出该病毒的特异性抗体（表明这些动物曾感染此病毒），但传播途径尚未完全明确。人与人之间MERS病毒和其他冠状病毒一样，可能通过受感染者的呼吸道分泌物传播，或是通过密切接触从病人传播到其他人，如照顾感染者或与感染者生活在一起。但目前看来人际传播有限，仅限于家人、病人之间以及医务人员。

三、MERS疫情的发生过程

2012年6月13日，沙特阿拉伯一名60岁男子因为发烧、咳嗽和气短入院。患者所在的索里曼·法基博士医院病毒学实验室的阿里·扎基（Ali M. Zaki）博士发现这名男子似乎感染一种新型的冠状病毒。随后将病毒样本送往荷兰鹿特丹伊拉斯姆斯大学医学中心进行病毒的RNA检测，证实了它确实是一种以前没有见过的冠状病毒。

2012年9月23日，世界卫生组织向全球通报了首例MERS冠状病毒感染确诊病例，该患者为一名49岁的男性卡塔尔人，于2012年9月3日出现症状，病发前几天曾到沙特阿拉伯旅行；9月7日，被送往卡塔尔多哈的重症监护室；9月11日，被转移到英国。英国卫生保护局（HPA）随即进行了实验室测试，证实了新型冠状病毒的存在。之后（2013年）疫情蔓延至英国、法国、意大利、西班牙等欧洲国家和菲律宾、马来西亚、韩国等亚洲国家。

2015年5月20日韩国向世界卫生组织通报，一名68岁男子确诊为

MERS。该男子曾去往中东一带旅行，归国后开始出现症状，随后该患者的家人和曾与该患者同间病房的病人感染MERS病毒，之后MERS在韩国大范围传播，共有186人感染，36人死亡，造成巨大损失。

截至2019年12月，全球累计向世界卫生组织通报2 499例确诊MERS-CoV感染病例，死亡858例（34.3%的死亡率，致死性较SARS冠状病毒强），其中沙特阿拉伯报告2 106例，死亡780例。值得注意的是，到目前为止，所有MERS病例都是通过前往疫情发生及其附近国家或在这些国家居住而感染的。

四、MERS患者的诊断和治疗

由于MERS病毒的早期症状是非特异性的，常常被误认为是其他呼吸系统疾病，所以不一定能鉴别出感染了MERS病毒的人。因此，所有医疗机构都应制定标准的感染预防和控制措施。调查呼吸道感染者的旅行史也很重要，以确定他们最近是否在MERS-CoV活跃的国家停留，或是否接触过骆驼。通常MERS检测一般包括实验室检测和病原学检查两个部分。其中MERS病原学相关检查中的病毒分离、病毒核酸检测，是MERS-CoV病毒诊断的"金标准"。因此采集疑似病人的多种标本（咽拭子、鼻拭子、鼻咽或气管抽取物、痰或肺组织，以及血液和粪便）进行检测，尤其是下呼吸道标本很重要。

目前还没有针对MERS-CoV感染的有效抗病毒治疗方法和疫苗。MERS患者现有的治疗方案包括使用抗病毒药物、免疫治疗，及针对症状的糖皮质激素治疗等。对于严重的病例，治疗则包括支持重要器官功能的护理。

五、普通人怎么预防MERS感染

普通人员应保持良好的个人卫生习惯，注意保持环境卫生。

1. 勤洗手，用肥皂或含酒精的洗手液洗手至少20秒。
2. 咳嗽或打喷嚏时用纸巾捂住口鼻，然后把纸巾扔进垃圾桶。
3. 避免用未洗的手触摸眼睛、鼻子和嘴巴。
4. 避免与病人进行亲密接触，如接吻、共用杯子或餐具。
5. 清洁和消毒经常接触的表面和物体，如门把手。
6. 避免喝生的骆驼奶或食用未完全煮熟的骆驼肉，如出现呼吸道感染及类似感冒症状，并有可疑的接触史，要及时去医院就诊。

六、MERS疫情反思，公共卫生的成长

（一）快速诊断

无论是疫情初始还是三年之后韩国疫情卷土重来都表明，只有对疾病快速诊断才能抓住疫情控制的黄金期。以韩国为例，MERS在韩国暴发时，由于MERS的测试复杂且耗时长，新开发的体外诊断试剂盒因尚未通过临床试验而无法被批准使用，因此延误了疫情的有效控制。在疫情结束后，韩国于2016年颁布了一项新法律，允许实验室在公共卫生紧急情况下使用未经批准的体外诊断试剂盒。

（二）及时隔离

感染人数通常与该疾病的感染周期、患者与他人的接触频率、每次接触过程中感染疾病的概率有关。根据MERS的传染特征，通常是亲密接触才能造成感染。因此MERS疫情最后的流行很大原因是没有及时将患者隔离在专门的医疗机构进行治疗以减少患者与健康人群的接触频率，所以做好提前预警，减少人群流动及大规模聚集至关重要。

（三）接触追踪

与MERS患者有密切接触的人感染的风险更高，如果他们开始出现症状，就有可能感染其他人。应从接触确诊病例的最后一天起连续14天密切观察这些人，这有助于他们及时得到护理和治疗，并防止病毒进一步传播给其他人。反思韩国疫情暴发，更加突出了接触追踪这个监视过程的重要。追踪人群分为以下几类。

1. 旅行者：如果你在MERS疫情发生国家或附近国家旅行后14天内出现发热、气短等重症呼吸道感染症状，应主动向检疫人员报告、及时就诊，并主动告知外出旅游史。

2. 密切接触者：如果你在某人从MERS疫情发生地或其附近国家旅行后14天内与他有过密切接触，并且此人曾出现发热、气短等重症呼吸道感染症状，应自你最后一次接触此人之日起自我监测14天的健康状况。如果你和一个确诊的MERS-CoV感染者有过密切接触，你应该联系检疫人员进行评估，并从最后一次接触病人的那一天起，监测你的健康状况14天。

3. 医护人员：医护人员应遵守国家卫健委推荐的感染控制措施，包括行业相关标准、接触和空气传播预防措施，在采集标本时也应该使用推荐的感染控制预防措施。同时管理有症状的密切接触者、接受调查的人员和可能或已确诊的 MERS-CoV 感染患者。在确诊的 MERS 病例患病期间与该病例有密切接触的医护人员，应使用推荐的感染控制预防措施（如适当使用个人防护设备），及时进行病毒的评估和监测，降低 MERS-CoV 感染的风险。

12

新型冠状病毒——艳丽而狰狞的病毒

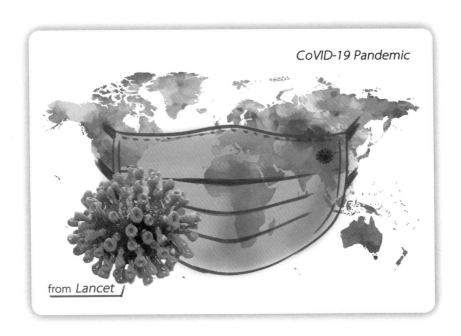

2019年12月31日中国政府向世界卫生组织（WHO）通报，中国武汉暴发新型冠状病毒肺炎。新型冠状病毒掀起了一场席卷全中国乃至全球的疫情，整个世界天翻地覆，人类抗疫历史被改写。

一、病原体——新型冠状病毒

新型冠状病毒（以下简称新冠病毒），是一种从未在人类发现过的冠状病毒。2020年1月12日世界卫生组织将其命名为2019新型冠状病毒（2019-nCoV），其中n代表new（新的），CoV是Coronavirus（冠状病毒）的缩写，2020年2月11日，世界卫生组织将因新型冠状病毒感染的肺炎命名为"Corona Virus Disease 2019，（CoVID-19）"；而同一日，

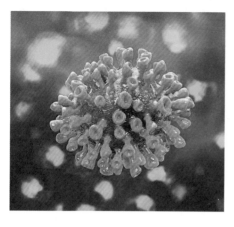

新冠病毒的电子显微镜照片
（图片来源于offline 2019–nlov outbreak-early lessons www.thelancet.con/journals/lancet/article/PIIS0140–6736(20)/30212–9/fulltext）

国际病毒分类委员会根据基因测序的分类学研究，将新冠病毒命名为SARS–CoV–2。

由于在电子显微镜下可观察到其外膜上有明显的突起（刺突结构），看上去像中世纪欧洲帝王的皇冠，因此被命名"冠状病毒"。新冠病毒是属于β属的冠状病毒，2020年2月4日，著名的医学杂志《柳叶刀》公布了它的彩色照片，被认为是最贴近病毒原型的图片，这是一张经过渲染的伪彩色照片，照片中的新型冠状病毒色彩艳丽，表面布满了冠状的吸盘，仿佛章鱼的吸盘一般，看上去十分狰狞。

目前认为，新冠病毒对紫外线和热敏感，56℃加热30分钟、乙醚、75%乙醇、含氯消毒剂、过氧乙酸和氯仿等脂溶剂均可有效灭活病毒。但病毒究竟在体外能存活多久取决于不同环境。有研究提示，新型冠状病毒可在空气飞沫中存活3小时，在金属上存活4小时，在硬纸板上存活24小时，在塑料和不锈钢上存活2至3天。

二、新冠病毒的传播特点——狡猾而诡异

鉴于目前已有的流行病学调查，新冠肺炎的传染源主要是新型冠状病毒感染的患者，但无症状感染者也可能成为传染源。经呼吸道飞沫和密切接触传播是其主要的传播途径。在相对封闭的环境中长时间暴露于高浓度气溶胶情况下存在经气溶胶传播的可能。最新研究发现，由于在粪便及尿中可分离到新型冠状病毒，应注意粪便及尿对环境污染造成的气溶胶或接触传播。新冠病毒肺炎的潜伏期1—14天，多为3—7天。以发热、干咳、乏力为主要表现。重症患者多在发病一周后出现呼吸困难，轻型患者仅表现为低热、轻微乏力等，无肺炎表现。人群普遍易

感。多数患者预后良好，少数患者病情危重。老年人和有慢性基础疾病者预后较差。

然而，随着对新冠病毒研究的不断深入，很多认识尚在更新中。尽管每周都有1 000多篇论文对其进行探讨，但由于这种病毒的行为方式与人类所见过的任何病原体都不同，所以目前很难对它有一个清晰的认识，包括病毒的来源、传染性、致死率，以及治疗后为什么会复阳，变异情况等。我们远还没有完全揭开它的神秘面纱。在历史上没有一个病毒像新冠病毒这样"狡猾"，虽然在医疗条件好的前提下新冠病毒肺炎病死率并不高，但由于其传染性强、病程长而进展变化快、重症多，造成对医疗资源的挤兑可能拖垮一个地区甚至一个国家整个医疗系统。并且这种病毒几乎可以侵袭人体的任何部位，包括肺、心脏和血管、肾脏、肠和大脑，并可导致机体发生炎症风暴而导致多器官衰竭，甚至死亡等严重后果。

三、新冠肺炎的大流行——星火燎原，席卷全球

2019年12月武汉市部分医疗机构陆续出现不明原因肺炎病人。2019年12月31日，中国政府向世界卫生组织通报，中国武汉暴发新冠肺炎。1月23日，武汉"封城"。从2020年1月开始，泰国、日本、美国、新加坡、韩国、澳大利亚、法国等国家陆续出现首例患者，1月30日，世界卫生组织宣布本次疫情为"国际关注的突发公共卫生事件"。2月26日中国以外的全球每日确诊感染病例，首度超越中国本土。3月9日，全球病例破10万，死亡病例破4 000例。3月11日，世界卫生组织宣布全球进入新冠肺炎"大流行"。目前，全球疫情并没有随着时间的推移而出现好转，反而是愈演愈烈，除了美国、印度、巴西这几个疫情一直在升级的国家外，很多国家的情况也非常糟糕，欧洲、日本、伊朗在近期都破了之前的纪录。世界卫生组织公布数据显示，截至2020年11月2日15∶37（北京时间）全球确诊46 166 182人，死亡1 196 362人，其中美国确诊7 583 748人，死亡212 229人。共有112个国家确诊病例超过万例，全球疫情持续蔓延。据统计，美国不到1秒就有1例新冠肺炎患者确诊，在2020年10月25日—11月1日的1周内平均每天新增7.8万。欧洲疫情严峻，法国政府官员再次呼吁遵守防疫规定；德国将实施新一轮全国性"封城"措施。在亚洲地区，缺乏新冠治疗途径的印度民众，只能寻求传统医学疗法；伊朗将推出新的疫

情措施。世界卫生组织再次强调群体免疫政策不可行。

四、战疫历程——历经艰难险阻，尚未柳暗花明

2020年1月20日，国家卫健委发布1号公告，将新型冠状病毒感染的肺炎纳入传染病防治法规定的乙类传染病，但采取甲类传染病的预防、控制措施，同时将其纳入检疫传染病管理。1月24日中国15个省、直辖市启动重大公共突发事件一级响应。2020年2月，为了应对武汉发生的新型冠状病毒疫情，国家卫健委及相关单位在武汉建立了火神山医院、雷神山医院，以及13所方舱医院。与时间赛跑，与病魔抗争，数以万计的建设者、医务工作者从全国各地奔赴武汉，全民战"疫"的斗争就此展开。不仅医务工作者，大量的疾病预防控制中心、出入境管理、社区等各基层工作人员，在流行病的调查，即找到患者、疑似患者、潜伏期感染者、密切接触者等潜在的传染源，病毒检测，控制人员流动性，环境消毒等各方面都作出了巨大贡献。同时全国人民积极配合，采取少出门、出门戴口罩、勤洗手等措施，经过两个月左右的奋战，中国疫情得到有效遏制。

但是与此同时，新冠病毒在全球蔓延，欧洲和美国呈现出迅速蔓延之势，而我国面临前所未有的输入性疫情的压力，未来发展趋势仍不乐观。

随着新冠肺炎全球大流行，疫苗成为大众期待的抗疫终极武器。抗体检测成为后疫情时期最重要的行动之一。世界卫生组织牵头的一项名为"团结Ⅱ"的专项研究在2020年4月中旬启动，在全球至少6个国家内进行抗体检测；在美国，一项大规模的血清调查已经在其6个大城市中展开；中国也已经启动全国范围内的新冠病毒血清流行病学抽样调查，开展核酸和抗体的检测。4月24日，世界卫生组织总干事谭德塞（Tedros Adhanom Ghebreyesus）与法国总统马克龙、欧盟委员会主席冯德莱恩、盖茨基金会共同发起全球合作计划，旨在加速研发生产并公平分配新冠肺炎疫苗、诊断工具和治疗方法，让全球所有人都可以获取这些针对新冠肺炎的相关用品。根据世界卫生组织最新消息，截至2020年10月12日，全球共有超过100个国家和地区的213支疫苗处于研发阶段，其中40种疫苗已处于临床试验中，10种进入了Ⅲ期临床试验，这其中除了中国的4种，还有来自美国、英国、德国和俄罗斯的新冠疫苗。我国先后部署了灭活疫苗、重组蛋白疫苗、腺病毒载体疫苗等5条

技术路线并行研发。目前已进入Ⅲ期临床试验阶段的疫苗共有4支，其中3支为灭活疫苗，1支为腺病毒载体疫苗，我国的新冠病毒疫苗，有望2020年底投入市场。

目前全球是否可以团结一致共同应对疫情仍然是最终战胜疫情的关键所在。世界卫生组织总干事谭德赛2020年3月27日在疫情媒体通报会上说道："要用我们掌握的一切资源来阻遏病毒。团结起来共同抗击这场大流行。面对一个共同的敌人，我们全人类命运休戚与共。任何国家都无法单独抗击，我们唯有一同抗疫。"这是自1918年大流感以来，对全球影响最深远的公共卫生危机，对人类社会、政治和经济造成的影响程度目前还无法预料。未来将何去何从？人类应该不断学习、反思和改变。

第二部分

传染病是如何入侵人类的

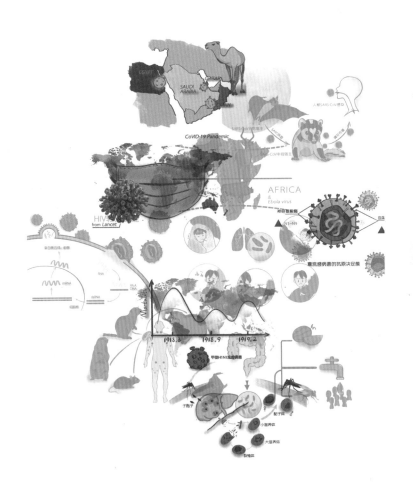

1

传染病的元凶——病原体

在人类的历史长河中，传染病是严重危害人类生命健康的主要疾病。小到流行性感冒，大到今日肆虐的新型冠状病毒肺炎，传染病给人类健康和社会经济带来了巨大的灾难，可以说是潜伏在生活中的恶魔。面对这位"恶魔"，我们不可以畏惧，要积极地认识它、了解它，从而更好地战胜它，保护我们的身体健康。接下来就让我们一起来认识一下这个潜伏的恶魔——传染病。

一、人类与传染病的斗争历史

勇敢且智慧的人类从来不会坐以待毙，当"恶魔"来袭，人类就开始与之斗争。人类与传染病的斗争过程可以分为3个阶段。

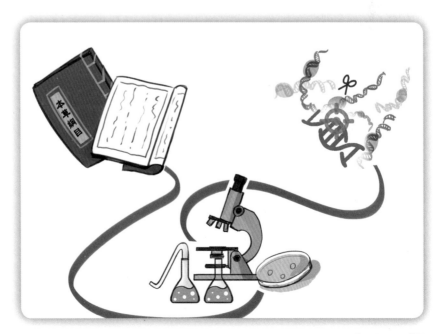

1. 第一个阶段是微生物学的实验时期。古代人类虽未观察到病原体，但早已将病原体知识用于疾病防治中。在11世纪初时，我国北宋末年刘真人就提出肺痨由虫引起。16世纪40年代，意大利医学家和诗人吉罗拉莫·弗拉卡斯托罗（Girolamo Fracastoro）认为传染病的传播有直接、间接和通过空气等几种途径。奥地利医生普伦齐茨（Marko Anton Plenčič）认为传染病的病因是活的物体，每种传染病由独特的活物体所引起。18世纪清乾隆年间，中国诗人师道南在他的别集《天愚集》所载的《鼠死行》篇中这么写道："东死鼠，西死鼠，人见死鼠如见虎。鼠死不几日，人死如圻堵。"描述了当时鼠疫流行的凄惨景况，并正确地指出了病鼠、病人与鼠疫之间的关系。明朝医学家李时珍在《本草纲目》中指出，将病人的衣服蒸过后再穿就不会传染上疾病，说明已有消毒的记载。大量古书证明，我国在明代隆庆年间就已广泛应用人痘来预防天花，这一方法并先后传至俄国、朝鲜、日本、土耳其、英国等国家，这是我国对预防医学的一大贡献。

2. 第二个阶段是实验微生物学时期。首位观察到微生物的人是荷兰人列文虎克（Antony van Leeuwenhoek），他于1674年用自磨镜片制造了世界上第一架显微镜，并从雨水、池塘水等标本中第一次观察和描述了各种形态的微生物，为微生物的存在提供了有力证据，亦为微生物形态学的建立奠定了基础。微生物学的奠基人法国科学家路易斯·巴斯德（Louis Pasteur）的肉汤实验首次证明有机物质的发酵与腐败是由微生物所引起，从而推翻了当时盛行的自然发生说。微生物学的另一奠基人德国科学家罗伯特·科赫开创性地使用固体培养基，可将细菌从环境或病人排泄物等标本中分离成单一菌落，便于对各种细菌分别研究；同时又创用了染色方法和实验性动物感染，为发现各种传染病的病原体提供了有利条件，并提出了"科赫法则"，为微生物研究提供理论指导。在19世纪的最后20年中，大多数细菌性传染病的病原体由科赫和在他带动下的一大批学者发现并分离培养成功，自此开创了微生物的生理学时代，微生物学开始成为一门独立学科。

3. 第三个阶段是现代微生物学阶段。近几十年来，由于生物化学、遗传学、细胞生物学、分子生物学等学科的发展，以及电子显微镜、气相和液相色谱技术、免疫学技术、单克隆抗体技术、分子生物学技术的进步，促进了医学微生物学的发展，人们得以从分子水平上探讨病原微生物的基因结构与功能、致病的物质基础及诊断方法，使人们对病原微生物的活动规律有了更深刻的认识。

二、原来是这些病原体让我们生病

　　传染病并非凭空发生的，导致传染病的元凶就是我们看不见的各种病原体。随着科学技术的发展，人们逐渐发现了各种细菌、病毒、真菌、立克次体（Rickettsia）、支原体（Mycoplasma）、衣原体（Chlamydia）、螺旋体（Spirochete）等微生物及朊病毒（Prion）、寄生虫等病原体，对它们的了解不断深入。我们这里主要介绍病菌、病毒、真菌、寄生虫这几种常见的病原体。

（一）病菌——看不见的杀手

　　病菌包括致病的细菌和病毒，此处仅介绍致病的细菌。"细菌"一词最初由德国生物学家埃伦伯格（Christian Gottfrield Ehrenberg）在1828年提出，它是一种非常古老的生物，大约出现于37亿年前，其结构十分简单，属于单细胞原核生物，即没有成形的细胞核。细菌十分微小，肉眼不可见，目前已知最小的细菌仅有0.2微米长。细菌的长相各异，主要有球形的、杆状的、螺旋形的，进而可以把细菌分为球菌、杆菌、螺旋菌。致病的细菌看似微小柔弱，实则蕴含着巨大的杀伤力，人感染后，轻则发热出疹，重则不治身亡。比较常见的致病细菌有伤寒杆菌、鼠疫杆菌、炭疽杆菌、霍乱弧菌、布鲁氏杆菌、白喉棒状杆菌、百日咳

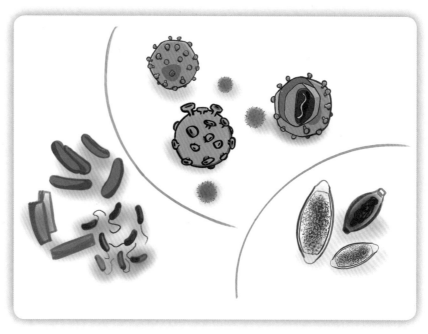

杆菌、结核分枝杆菌等，它们可引起相应的疾病，这些致病细菌历史上给人类造成了巨大的伤亡。

这里给大家介绍几种引起传染病的常见细菌。

1. 结核分枝杆菌（Mycobacterium Tuberulosis） 1882年由罗伯特·科赫发现。结核是自古以来便存在的疾病，考古发掘中出土的公元前5000年左右的人体骨架上就曾发现过被认为是结核的痕迹。在古代中国，肺结核又被称为肺痨，《红楼梦》中林黛玉即患肺结核，历史上死于肺结核的名人很多，如中国作家鲁迅、德国作家席勒（Johhann Christoph Friedrich von Schiller）、波兰作曲家肖邦（Fryderyk Franciszek Chopin）、俄国作家契诃夫（Anton Pavlovich Chekhov）、奥地利作家卡夫卡（Franz Kafka）、意大利画家莫迪利阿尼（Amedeo Modigliani）、日本作家石川啄木、听诊器发明者法国医师雷奈克（René-Théophile Hyacinthe Laennec）、《乱世佳人》女主角美国电影演员费雯丽（Vivien Leigh）等。

2. 白喉棒状杆菌（Corynebacterium Diphtheriae） 1882年由科赫的两个学生埃德温·克勒布斯（Edwin Klebs）和弗雷德里克·勒夫勒（Fredrick Loeffler）发现，白喉患者主要表现为咽喉部灰白色假膜和全身毒血症症状。1920年代美国每年有10万—20万白喉患者，死亡人数约1.3万—1.5万人，儿童是白喉主要患者及死者。其中最著名的一次白喉疫情，在1924年底至1925年初暴发于美国阿拉斯加州西部城镇诺母，为了控制此次的白喉疫情，在严寒的冬天，人们采用狗拉雪橇接力的方式花费了5天半时间才将白喉血清从尼纳纳急送至1 085公里之外的诺母，此次行动如今演变为艾迪塔罗德狗拉雪橇比赛。

3. 百日咳杆菌（Bordetella Pertussis） 1906年由比利时科学家朱尔·博尔代（Jules Bordet）发现。百日咳多见于儿童，临床特点为阵发性痉挛性咳嗽，以及咳嗽终止时伴有鸡鸣样吸气声。这种现象可能持续超过一百天或是十周。第一次关于百日咳大规模暴发的记载是在16世纪，据估计，现在全世界百日咳每年感染人数约有1 600万，大部分的病例都发生在发展中国家。

4. 炭疽杆菌（Bacillus Anthracis） 是引起炭疽的病原体，其菌体粗大，两端平截或凹陷，呈竹节状排列。炭疽杆菌在体外可形成芽孢，抵抗力极强，在土壤中可存活数十年，煮沸10分钟或干热140℃条件下3小时才能将芽孢杀死，故常被恐怖分子用于制作生物武器。第二次世界大战中，1942年，日军在中国浙赣地区实施细菌战，导致大量平民感染炭疽和鼻疽，预计伤亡人数在50万以上。1979年，苏联的某实验室炭疽杆菌外泄，造成68人死亡。2001年，生物恐怖主义者曾通过邮件寄送高品质的炭疽芽孢粉末到美国，制造了2001年美国炭疽攻击事件。

5. 布鲁氏杆菌（Brucella） 布鲁氏杆菌简称布氏杆菌，属革兰氏阴性的嗜氧细菌，会引起牛、羊、猪和人患布鲁氏菌病（Brucellosis），主要症状为长期发热、多汗和关节痛等。发现者为英国医学家大卫·布鲁斯（David Bruce）。2019年11月28日，中国农业科学院兰州兽医研究所口蹄疫防控技术团队发现有2名学生布鲁氏菌病血清呈阳性，次日该团队再报2例疑似布鲁氏菌病感染的学生病例，兰州兽医研究所随即成立应急处置工作领导小组，封闭实验室并调查此事件。至12月7日，在317名参与血清检测的师生中，布鲁氏菌阳性人数上升至96人，其中大多数为学生，均为隐性感染，无明显症状，至12月25日，阳性人数增至181人。经调查后发现，此次事件系兰州生物药厂在2019年7月24日到8月20日生产兽用布鲁氏菌病疫苗时，由于消毒剂过期，对含疫苗菌株的废气消毒不彻底，而兰州兽医研究所恰好处在兰州生物药厂下风向，废气由人体吸入或黏膜接触，造成此次布鲁氏菌抗体阳性事件。

（二）病毒——隐匿的狩猎者

在地球这座大丛林中，病毒是一种潜伏在黑暗中随时准备攻击人类的猎手，它比细菌还微小，仅由遗传物质和蛋白质构成，没有细胞结构，无法独立生长、繁殖，只能寄生于细胞中完成生命活动。早在公元前2—3世纪，印度和中国就有了关于病毒致病（天花）的记录，但直到19世纪末，病毒才逐渐得以发现和鉴定。1931年，德国工程师恩斯特·鲁斯卡和马克斯·克诺尔发明了电子显微镜，使研究者首次得到了病毒形态的照片，从此，病毒的发现进入黄金时代。病毒的种类繁多，致病的病毒主要有天花病毒、狂犬病毒、艾滋病病毒、肝炎病毒、麻疹病毒、腮腺炎病毒、水痘—带状疱疹病毒、手足口病病毒、脊髓灰质炎病毒、乙型脑炎病毒、流行性感冒病毒、冠状病毒等。

1. 肝炎病毒（Hepatitis Virus） 结构与分类各不相同的5种引起病毒性肝炎的病毒，即甲（HAV）、乙（HBV）、丙（HCV）、丁（HDV）、戊（HEV）5型肝炎病毒，分别可引起甲型、乙型、丙型、丁型、戊型5种肝炎。甲型和戊型主要表现为急性肝炎，而乙型、丙型、丁型肝炎主要呈慢性感染。乙型肝炎一直是全球，也是我国重要的公共卫生问题之一。据报道，全球HBsAg阳性人群占到了全球总人数的4%—9%，近

3.64亿人。每年约有100万人死于因乙型肝炎病毒感染而导致的肝衰竭、肝硬化和肝癌等疾病。我国一直是乙型肝炎高发性流行地区。目前我国乙肝病毒携带者人数有近1.2亿，约占全球的45%，乙肝表面抗原携带者人数为全球最多，发病率一直处于法定传染病的前列。乙型肝炎的传染源主要是乙肝患者或无症状HBV携带者，感染者的血液和多种体液内都含有病毒，无论在潜伏期、急性期或者慢性活动期，患者的血液和体液都有传染性。乙肝病毒的传播途径主要有以下几种：血液或血液制品传播、母婴传播以及性传播和密切接触传播。积极进行乙肝疫苗的接种是最有效的预防方法。

2. 流行性感冒病毒（Influenza Virus） 简称流感病毒。人类流感病毒种类较多，呈球形或杆状，极易发生变异。历史上流感曾数次在世界范围内大流行，人类遭遇的第一次流感大流行即为1918年大流感，死亡人数远远超过第一次世界大战，最终这场瘟疫的元凶被证实为H1N1亚型流感病毒。1968年，起源于香港的H3N2亚型流感病毒所致流感在全球范围内造成100万人死亡。2009年，H1N1所致流感卷土重来，疫情开始于美国，其后快速暴发，向墨西哥与美国以外的国家输出案例，疫情不断蔓延，根据模型推算，持续一年多的疫情导致全球214个国家7亿到14亿人感染，15万—57万人死亡。

3. 冠状病毒（Coronavirus） 种类较多，现分为α、β、γ、δ 4个属，颗粒呈圆形或椭圆形，常为多形性。主要的结构蛋白为刺突表面糖蛋白（S）、小包膜蛋白（E）、基质蛋白（M）和核衣壳蛋白（N）。冠状病毒进入易感细胞是一个复杂的过程，需要S蛋白的受体结合和蛋白水解过程协同作用以促进病毒—细胞融合，因此，S蛋白也是感染后抗体（Abs）结合的主要目标，是疾病治疗和疫苗设计的重点。目前已知的有7种人类冠状病毒，其中传染性非典型肺炎（又称严重急性呼吸综合征）、冠状病毒（SARS-CoV）、中东呼吸综合征冠状病毒（MERS-CoV）、新型冠状病毒（2019-nCoV）这3种病毒可致命，而其余4种冠状病毒是人类感冒的常见病原体，通常不会造成严重疾病，只可能会在少数免疫力差的患者身上出现肺炎等并发症。新型冠状病毒有包膜，颗粒呈圆形或椭圆形，常为多形性，直径60—140 nm。病毒对紫外线和热敏感，56℃ 30分钟、乙醚、75%乙醇、含氯消毒剂、过氧乙酸和氯仿等脂溶剂均可有效灭活病毒，氯己定不能有效灭活病毒。多项研究表明，新冠病毒的细胞受体包括血管紧张素转化酶2（ACE2），该受体也是SARS-CoV的细胞受体之一。如果我们将人体视为房屋，将新型冠状病毒视为强盗，ACE2则为房屋门上的把手，一旦新型冠状病毒的S蛋白抓住了这个门把手，病毒就可以进入房屋畅通无阻。最新研究表明，新型冠状病毒与人体细胞表面受体ACE2的结合力是SARS的20倍，因此新型冠状病毒的传播性和入侵力更强。新型冠状病毒的基因序列和SARS病毒属于同一谱系，但进化枝不同，与SARS-CoV在生物学、流行病学等方面有显著区别。新冠肺炎的潜伏期相对较长，且在潜伏期有传染性，其早期症状不典型，甚至存在无症状感染者。新冠病毒会攻击心脏、肾脏、肠道等器官，造成多器官衰竭，因此新冠肺炎的传染性更强，但死亡率不高。

（三）真菌（Fungus）——让人又爱又恨的生物

真菌是一种让人又爱又恨的生物，一方面，一些真菌可以帮助人类，例如用酵母菌可以制作面包、酿酒等；食用菌是重要的食物来源，有200多种，如蘑菇、香菇、草菇、黑木耳、银耳、牛肝菌、竹荪、松露等。另一方面，有些真菌物种则能引起传染病，如新型隐球菌可以引起新型隐球菌病，致病性假丝酵母菌可以引起念珠菌病，曲霉引起曲霉病，肺孢子菌引起肺孢子菌病等，还有我们常说的"脚气"也是由致病性真菌引起的。真菌引起的传染病常见于免疫功能低下的人，如艾滋病患者。

值得注意的是，在新冠肺炎及之前的SARS中，真菌均有出演角色。根据2003年间多项研究，SARS患者并发侵袭性真菌感染发病率为14.8%—27%，占所有并发感染的44%，其中重症SARS患者侵袭性真菌感染发病率高达21.9%。一项对19例SARS死亡病例的分析表明，有73.7%死亡病例有合并真菌感染。2020年1月30日，武汉金银潭医院专家在《柳叶刀》杂志上发表了一篇论文，论文中提到，在99例患者中，合并真菌感染者4例（4%），其中1例被诊断为光滑念珠菌感染，3例被诊断为白色念珠菌感染，患者使用抗真菌药物的比例高达15%。

而肺部条件致病真菌感染预后差，病死率高，其中念珠菌病病死率为30%—40%，曲霉病病死率高达50%—100%。更可怕的是，真菌感染后的症状和体征没有特异性，往往易被原发病或已存在的细菌、病毒感染所掩盖。其次，真菌感染的影像学改变呈多形性，尽管高分辨薄层CT给临床以提示，但有一定局限性，除典型的肺曲菌球外，由于混合感染的存在，有时也难与结核杆菌、病毒感染相鉴别。再次，病原体检测不敏感，传统真菌培养的阳性率较低，有时即使是阳性，但若是从非无菌部位（如咽拭子、痰等）分离出来的，也难以确定是污染、定植还是侵袭。最后，真菌感染的治疗以及抗真菌感染药物的消耗已成为住院患者医疗费用支出的重要组成之一，但同时抗真菌治疗药物十分有限，且现有的任何一种抗真菌药都不能对所有真菌具有抗菌活性。因此抗击新冠病毒肺炎，要特别警惕肺部条件致病真菌感染。

讲到真菌，不得不提一下之前引起公众关注的"超级真菌"。"超级真菌"实际上是耳念珠菌（Candida Auris），它可以引起侵袭性的念珠菌病，比如肺炎、念珠菌血症等。耳念珠菌之所以被称作"超级真菌"，是因为其多重耐药、致死性高、感染诊断困难的特性。2005年，日本组织科研力量对境内的真菌群落进行了一次普查，东京一所医院的医护人员从一名70岁的日本妇女耳道中采集到了某个样本，经过持续的分析研究，日本科学家认为该种真菌无法归类于现存的任何一种真菌，于是在2009年，日本科学家首次报道了这种名为"耳念珠菌"的新真菌。不料之后，欧洲和亚洲都出现了这种神秘真菌的重症病例。

在2019年，《纽约时报》等多家媒体报道，美国多地区暴发了名为耳念珠菌的多种耐药性真菌感染，感染人数超过580例，一半的感染者在90天内不治身亡，该种真菌被列入"紧急威胁"。媒体报道，在2018年纽约市一所医院的一名老年病人进行腹部手术时，血液检测发现他感染了一种"神秘"的真菌，医生迅速将其隔离。该名男子最终不治身亡后，这种致命的真菌却顽强地生存了下来，并且入侵了医院病房的很多地方。院方为此消毒了病房的门、墙壁、水槽、电话等，甚至拆除了部分地板和天花板。

到目前为止，"超级真菌"在全球五大洲至少20个国家都有临床感染病例的报道。"超级真菌"的感染问题引起了全世界临床基础研究的科学家以及疾控部门的关注。

（四）寄生虫——可怕的寄生者

寄生虫是一类专门依靠寄生在其他生物体内或体外的生物。很多寄生虫肉眼可见，如蛔虫、绦虫等；许多种类的寄生虫可引起可怕的传染病，如血吸虫可引起血吸虫病，华支睾吸虫引起肝吸虫病，布氏姜片吸虫可引起姜片虫病，丝虫可引起丝虫病，钩虫可引起钩虫病，猪囊尾蚴可引起囊尾蚴病，疟原虫可引起疟疾等。

血吸虫病（Schistosomiasis）是一种人畜共患的寄生虫病，目前公认感染人体的血吸虫主要有日本血吸虫（Schistosoma Japonicum）、曼森氏血吸虫（S. Mansoni）、埃及血吸虫（S. Haematobium）、间插血吸虫（S. Intercalatum）和湄公血吸虫（S. Mekongi）等几种。在我国主要流行的是日本血吸虫。根据对湖北江陵西汉古尸的研究表明，在我国，血吸虫病已经有2 100年以上的历史，主要分布于江苏、浙江、安徽、江西、湖北、湖南、广东、广西、福建、四川、云南以及上海12个省、市、自治区。日本血吸虫雌雄异体，寄生在人或哺乳动物的门静脉系统，人是终末宿主，钉螺是唯一且必需的中间宿主。该病好发于夏秋季节，7—9月常见，男性青壮年与儿童居多，患病者均接触了含有血吸虫的疫水。患者常常有发热、过敏、消化系统症状，以及肝脾肿大等反应。到1941年前后，初步估计全国有上千万人感染，血吸虫病成为农村居民健康和经济发展的一大威胁。新中国成立后不久，毛主席批示"血吸虫病危害甚大，必须着重防治"，中央和地方成立了"血防"小组，血吸虫防治工作就此拉开序幕，到20世纪60年代，血吸虫防治工作已初见成效，为此毛泽东主席还作了《送瘟神》七律两首。经过将近70年的防治，我国血吸虫病患者的数量从近千万下降到3万，中国的血防事业取得了举世瞩目的成就。

三、影响病原体致病力的因素

传染病病原体侵入人体后能否引起疾病及其严重程度，取决于病原体的致病能力和机体免疫功能这两方面因素，致病能力包括侵袭力、传染力、致病力和毒力等。侵袭力是指病原体侵入机体并在机体生长、繁殖和扩散的能力。有的病原体侵袭力较强，如血吸虫直接接触皮肤即可侵入人体，而有的病原体侵袭力较弱，如狂犬病病毒需要通过伤口才能侵入人体。传染力是指病原体引起易感宿主发生感染的能力，传染力大小可通过引发感染所需的最小病原微生物量来衡量，在人群中，可通过易感者在暴露于病原体后发生感染的比例（继发率）来测量病原体的传染力。有些传染病的病原体具有非常强的传染力，如天花病毒、鼠疫杆菌等，而有些相对较弱，如麻风杆菌等。传染力越强，引起疾病所需要的病原体数量越少，如仅仅10个菌体即可引起细菌性痢疾，而伤寒则需要10万个。致病力是指病原体侵入宿主后引起临床疾病的能力，其大小取决于病原体在体内的繁殖速度、组织损伤的程度以及病原体能否产生特异性毒素等。毒力是指病原体感染机体后引起严重病变的能力，毒力和致病力的差别在于毒力强调的是疾病的严重程度。

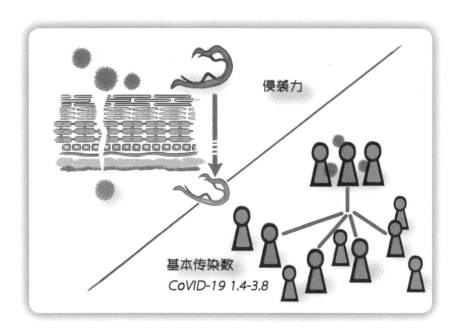

侵袭力

基本传染数
CoVID-19 1.4-3.8

　　还有一个较为重要的指标是基本传染数。是指在没有外力介入、同时所有人都没有免疫力的情况下，一个感染某种传染病的人，会把疾病传染给其他多少个人的平均数。如艾滋病的基本传染数为2—5，说明在没有防疫措施的情况下，一个艾滋病患者可以传染2—5人。

四、战争永无终止——病原体的变异

　　病原体并非一成不变，它们很狡猾，在传播一段时间后，受环境的影响能够发生变异，甚至出现新的病原体。病原体的变异对于传染病的防治和流行有着重要的作用。

　　病原体的变异可以分为以下三种类型。

　　1. 抗原性变异，即基因突变导致病原体的抗原性发生改变，从而使人群原本获得的免疫力失去作用，导致疾病的流行。例如甲型流感病毒变异频繁，传染性强，一般每隔10—15年就会发生一次抗原性变异，从而产生新的亚型，常常引起流感大流行。1889年以来已经发生过多次有甲型流感病毒抗原变异而引起的世界性传染病大流行。1918—1920年首发于美国的传染病大流行被称为人类历史上最大的瘟疫，该次流行被认为是由H1N1引起的；1957—1958年中国贵州的传染病大流行分离出了H2N2亚型；1968—1969年中国香港的传染病大流行分离出了H3N2亚型，等等。

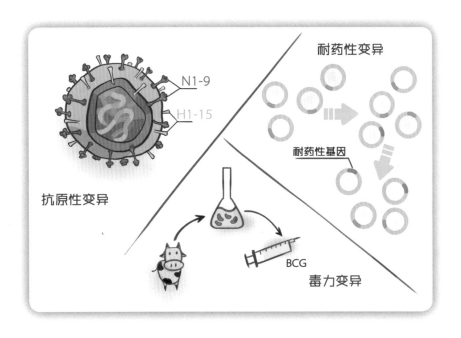

2. 毒力变异，是指病原体的毒力受到环境因素和宿主抵抗力的影响发生变异，可能毒力增强，也可能毒力减弱。毒力增强会导致病原体的致病性增强，而减毒株可以用于制备疫苗，预防传染病。卡介苗（BCG Vaccine）就是利用减毒牛型结核杆菌悬浮液制成的活菌苗，麻疹、腮腺炎、风疹疫苗也是由减毒株制成的活疫苗。

3. 耐药性变异，指原来对某种抗菌药物敏感的病原体变为不敏感或者耐药。耐药性变异可通过耐药基因或基因突变传给后代，也可通过微生物共生而转移给其他微生物。前文所介绍的"超级真菌"就是发生耐药性变异的耳念珠菌。耐药性变异已经成为全球问题，是多种传染病难以控制或者复燃的原因，例如结核病。

五、如何识别狡猾的病原体

对传染病的病原体进行早期诊断是预防和治疗传染病的关键。根据疾病的不同，需要采集不同的标本来进行检测，如血液、尿液、粪便、痰标本、脑脊液、创口脓肿、生殖道标本、血清等。比如，近期的新冠病毒肺炎就是通过采集咽拭子来进行检测的，霍乱可通过粪便标本进行检测，艾滋病可通过血液标本进行检测，梅毒可通过血清、脑脊液等进行检测，等等。

对于细菌感染性的疾病，如霍乱，我们可以将标本直接涂片染色，

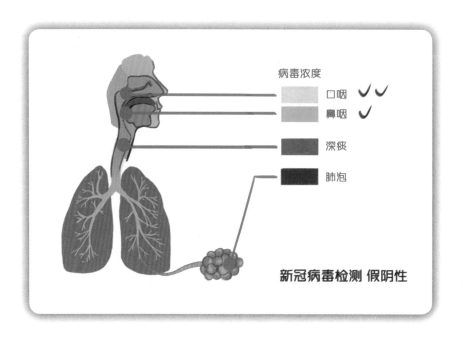

病毒浓度

口咽 ✓✓

鼻咽 ✓

深痰

肺泡

新冠病毒检测 假阴性

然后在显微镜下观察有无鱼群样排列的弧菌；也可以将粪便标本进行分离增菌，然后放到选择性培养基上进行培养；可以将血清进行免疫学检测，检测特异性抗体，还可以检测该种细菌的遗传物质。真菌感染的疾病同样可以采取直接涂片镜检、分离培养和免疫学检测，如念珠菌病，还可以进行组织病理学检查，观察真菌的形态特征如芽孢、菌丝等。病毒感染性的疾病，如新冠肺炎、流感，可以检测呼吸道标本的病毒核酸，研发的新冠肺炎诊断试剂盒就是应用此类原理，还可以将病毒分离培养，检测病毒的抗原和特异性抗体也是常用的方法，如我们常听到的"乙肝两对半"。

但是对于病原体的检测并非是百分之百准确的，有时候也会出现假阳性或者假阴性。下面我们以新冠病毒的检测为例简单介绍一下假阳性和假阴性的原因。在2019-nCoV特异性抗体检测中，受内源性干扰物质如类风湿因子、补体的影响，或者检测的标本贮存时间过长、被污染、凝固不全等，可能会导致测定结果出现假阳性。要避免出现假阳性应妥善保存标本，多次进行检测，还可进行抗体的动态检测，或者与核酸检测相结合。在新冠病毒核酸检测中也会出现假阴性的问题，如采集的标本中病毒含量较低从而未被检出。不同病程阶段身体的不同部位病毒量不同，机体被病毒感染后，病毒首先通过鼻腔和口腔进入咽喉，然后进入气管、支气管，最后进入肺泡，所以肺泡灌洗液中病毒含量最高。其次是深痰、鼻咽部、口咽部，考虑到方便性和受试者的接受程度，常常采用咽拭子，而有的患者鼻咽部或口咽部细胞中病毒含量较低，所以会出现检测不出的现象。再次，采集方式不当，如采集咽拭子时深度不够等，也会造成假阴性。最后，使用的试剂盒的可靠性以及操作人员的熟练程度也很重要，批次间差异大或者试剂优化不充分、操作人员不熟练等也会造成假阴性。为减少假阴性，可在疾病的不同阶段采取不同部位的标本、规范操作、多次检测来减少假阴性。

及时进行病原体的检测有助于在疾病早期识别疾病，对后续的治疗和预后有很大的帮助，同时，也有助于控制传染性疾病的流行。

六、警惕新冠病毒肺炎合并真菌感染

（一）新冠病毒肺炎患者合并真菌感染的现状

2020年1月24日，武汉金银潭医院联合多家研究机构人员在《柳叶刀》杂志上发表的一篇论文，对武汉41例新型冠状病毒感染肺炎患者进行了回顾性研究，其中对患者进行的检测包括通过RT-PCR方法检测鼻和咽拭子、支气管肺泡灌洗液、痰等上呼吸道和下呼吸道标本中常见的病毒，同时对这些患者进行常规细菌和真菌筛查。结果表明，合并细菌和真菌感染率高达4%。

1月30日，武汉金银潭医院专家在《柳叶刀》杂志上发表了对99例新型冠状病毒肺炎患者的回顾性分析，首次详细描述了新型冠状病毒

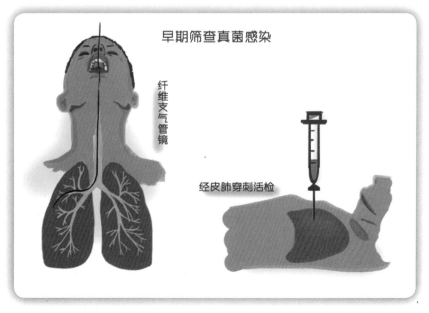

早期筛查真菌感染

纤维支气管镜

经皮肺穿刺活检

肺炎重症患者合并细菌和真菌感染的症状。其中提到，在99例患者中，使用抗真菌药物的比例高达15%。

2月9日，以钟南山院士为通讯作者的论文《新型冠状病毒感染患者的临床研究》在medRxiv平台发表，这项研究征集了从发病到2020年1月29日全国552所医院、1 099例确诊的由新型冠状病毒感染引起急性呼吸道疾病（ARD）的患者。该研究将这些确诊患者分为两个组：非重症组（n=926）和重症组（n=173）。研究分析表明，重症患者使用抗真菌药物的比例高于非重症患者（7.5% vs 1.8%，p＜0.001），同时皮质类固醇药物在重症患者中的应用也远高于非重症患者（44.5% vs 13.7%，p＜0.001），这也表明重症患者后期合并侵袭性真菌感染的风险增大。

（二）侵袭性真菌感染的危害

真菌感染中危害最大的莫过于侵袭性真菌病（Invasive Fungal Disease），这种病常在各种器官移植、获得性免疫缺陷综合征（AIDS）、肿瘤等免疫性缺失病人中发生，可以通过血液播散至全身各个器官，每年可导致大约150万人死亡。

抗击新冠病毒肺炎，要警惕肺部条件致病真菌感染，肺部最常见的病原真菌为曲霉（Aspergillus）、念珠菌（Candida）和新生隐球菌（Cryptococcus Neoformans）。肺部条件致病真菌感染通常发生在有严重基础疾病的患者身上，因此有着预后差、病死率高的特点。念珠菌病病死率为30%—40%，曲霉病病死率高达50%—100%。

对于真菌感染，如能充分利用实验室检测手段，早期快速精确诊断，及时进行治疗，可以有助于提高患者生存率并改善患者预后。但是，目前真菌的检测仍缺乏一种简便、快速、敏感、特异的诊断方法。

首先，真菌感染后的症状和体征没有特异性，往往易被原发病或已存在的细菌、病毒感染所掩盖。其次，真菌感染的影像学改变呈多形性，尽管高分辨薄层CT给临床以提示，但有一定局限性，除典型的肺曲菌球外，由于混合感染的存在，有时也难与结核杆菌、病毒感染相鉴别。再次，病原体检测不敏感，传统真菌培养的阳性率较低，有时即使是阳性，但若是从非无菌部位（如咽拭子、痰等）分离出来的，也难以确定是污染、定植还是侵袭。最后，真菌感染的治疗以及抗真菌感染药物的消耗已成为住院患者医疗费用支出的重要组成之一，但另一方面，抗真菌治疗药物十分有限，且现有的任何一种抗真菌药都不能对所有真菌具有抗菌活性。

（三）理性看待糖皮质激素的使用

世界卫生组织近期发布的指南提出：除非在临床试验的前提下，否则不应将糖皮质激素应用于2019-nCoV引起的肺损伤或休克患者中。

对此，中日友好医院曹彬教授团队持有不同的看法。在临床实践中，医生倾向于在危重症患者中使用糖皮质激素，尚无定论的临床证据不应该成为在新冠肺炎治疗中放弃使用糖皮质激素的依据。

此外，有研究支持在冠状病毒感染的患者中使用低到中等剂量的糖皮质激素，例如严重急性呼吸道综合征（SARS）患者。而甲型流感病毒肺炎患者、重症社区获得性肺炎患者在使用糖皮质激素后，死亡率亦显著降低。

2020年2月11日，国际顶级医学期刊《柳叶刀》上发表了2篇通讯文章，分别从糖皮质激素治疗新冠肺炎的可行性、治疗急性呼吸衰竭如何预防院内感染两个方面进行了探讨和分析，研究组一致反对滥用激素，推荐对于重症患者可尝试短程、中小剂量激素。

由于当前证据的方法学局限性，对糖皮质激素的使用仍存在争议。接受大剂量糖皮质激素治疗的新冠肺炎患者确实存在继发感染、远期并发症和排毒时间延长等风险。

过高的真菌继发感染率是新冠病毒肺炎患者的主要特点，这与患者广泛使用糖皮质激素有密切关系，必须引起高度重视。糖皮质激素是诱发真菌感染、特别是机会性真菌感染重要的因素，可通过抑制免疫反应的多个环节而影响真菌感染的发生与进程。与内源性激素相关的疾病如库欣综合征以及医源性皮质激素使用的患者均可成为真菌感染的易感人群。

由于新冠病毒肺炎患者使用大量激素治疗，机体免疫力降低，易引起二重感染，治疗过程中应及时检测痰标本，监测其他病原菌合并感染，对症治疗。正确理解糖皮质激素免疫抑制作用和真菌感染发生的相互关系，可以提高对相关真菌感染的认识并针对性开展防治策略，改善激素应用条件下发生真菌感染的预后。

（四）前车之鉴：SARS合并真菌感染发病率、死亡率高

在2003年暴发的严重急性呼吸综合征（SARS）疫情中，不少患者由于病情危重或不恰当地使用过量糖皮质激素造成真菌感染，且诊断不及时，导致全身真菌播散而死亡。

根据2003年间多项研究发现，SARS患者并发侵袭性真菌感染发病率为14.8%—27%，占所有并发感染的44%，其中重症SARS患者侵袭性真菌感染发病率高达21.9%。一项对19例SARS死亡病例的分析表明，有73.7%死亡病例有合并真菌感染。其中，首都医科大学附属北京朝阳医院研究团队的回顾性分析发现，9例重症SARS急性期后患者中，有7例发生院内获得性肺炎，其中3例确诊为真菌感染，致病菌分别为曲霉菌、白色念珠菌和克柔念珠菌（Candida Krusei）。中国人民解放军第309医院检验科对33例SARS患者进行痰培养，结果显示细菌阳性7例（21.2%）；真菌阳性6例（18.2%）；细菌、真菌同时阳性3例（9.1%），检测出的真菌包括白色念珠菌5株、曲霉菌3株、克柔念珠菌1株，且分离出的克柔念珠菌显示出较强的耐药性。多项研究均显示重症患者接受抗真菌药物治疗高于轻症患者组，这可能是由于重症患者接受激素治疗后导致机体免疫力进一步降低，更容易发生各种感染，特别是侵袭性真菌感染。

（五）应对方案：早期筛查真菌感染

目前，新型冠状病毒肺炎尚无特效药，临床治疗方案包括：氧疗，抗病毒治疗，抗菌药物治疗，同时根据患者呼吸困难程度、胸部影像学进展情况使用糖皮质激素。这些患者在治疗过程中由于激素、广谱抗生素、机体免疫力下降使微环境改变，同时基于2003年SARS治疗的经验和重症流感继发侵袭性真菌感染的案例报道，病毒感染后会显著提高并发或继发真菌感染的可能性，并显著提高病死率。

当然，至今还没充分证据证实是新冠病毒肺炎病程加重导致了感染增加，还是继发感染加重了病程，但考虑到在治疗实践中干预性治疗如广谱抗生素、皮质激素使用可能过多，因此真菌感染的早期筛查应该引起高度重视。

目前对真菌感染的早期诊断仍缺乏一种简便、快速、敏感、特异的诊断方法，但在组织中证实真菌成分的存在是深部真菌感染的"金标准"。有关侵袭性真菌感染（IFI）的诊疗指南中均强调，确定侵袭性真菌感染一定要具备真菌向组织内侵入、增殖的直接依据，否则只能是疑诊而不能确诊，因此收集患者深部组织标本十分重要。对于高度怀疑肺部感染的患者，建议行纤维支气管镜（简称纤支镜）或经皮肺穿刺活检。这样既可以获得组织学证据，又可以进行真菌和其他病原学培养，可为尽早确诊肺部真菌感染提供依据。

七、那些有着赫赫功绩的科学家们

在人类与传染病斗争的过程中，许多科学家作出了巨大的贡献，有着赫赫功绩。下面我们来重点介绍几位。

（一）研究微生物第一人：列文虎克

安东·列文虎克（1632—1723），荷兰生物学家，显微镜的发明者，研究微生物的第一人。列文虎克1632年出生于荷兰德夫特，16岁后来到荷兰首都阿姆斯特丹一家杂货铺当学徒，在杂货铺的隔壁有一家眼镜店，列文虎克有空就会到眼镜工匠那里学习磨制玻璃片的技术。1674年，列文虎克发明了世界上第一台光学显微镜，从而开创了人类使用仪器研究微观世界的纪元。1688年，他用显微镜观察蝌蚪尾巴发现了微血管，与马尔皮基共同证实了哈维的血液循环论。1675年发现了原生动物和精子，1681年发现了细菌，为微生物学和医学奠定了基础。

（二）巴氏消毒法的发明者：路易斯·巴斯德

路易斯·巴斯德（1822—1895），19世纪法国著名的微生物学家和化学家，是微生物学的奠基人。他否定微生物的自然发生说，倡导疾病细菌学说，发明预防接种方法并成功研究开发出狂犬病和炭疽病疫苗，

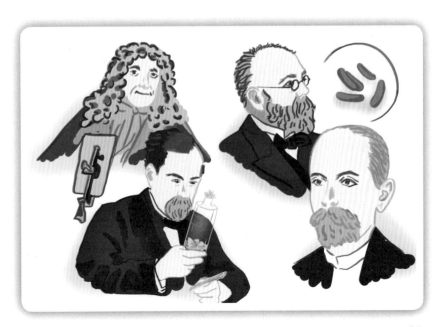

为人类和人类饲养的家畜、家禽防治疾病作出了巨大的贡献，也为人类寿命的增长作出了不可磨灭的贡献。巴斯德与罗伯特·科赫等一同开创了细菌学，因此被称作"细菌学之父"。巴斯德在人类历史上影响力巨大，他发明的巴氏消毒法至今仍在使用。

毫无疑问，巴斯德是人类历史上最具影响力的人物之一。

（三）科赫法则的创立者：罗伯特·科赫

罗伯特·科赫（1843—1910），德国医生兼药剂学家，与路易斯·巴斯德齐名，是微生物学的另一位奠基人。科赫于1866年毕业于德国哥廷根大学医学院，1905年，因结核病的研究获得诺贝尔生理学或医学奖。科赫因发现炭疽杆菌、结核杆菌和霍乱弧菌而名扬世界，同时，他发现的"科赫法则"成为判断疾病病原体的依据，且一直沿用至今，为微生物学作为生命科学中一门重要的独立分支学科奠定了坚实的基础。

科赫的一生获得了无数的荣誉。他是一位传染病学的斗士，是英雄。1902年12月，他被选为法国科学院院士。1903年，他被选为奥地利科学院荣誉院士。他在科研的旅途上不知疲倦。1910年5月27日，科赫因心肌梗塞死于德国，被迫停下了科研的脚步。这位科学家短暂的一生给全人类留下了宝贵的财富，直到今天，他的工作的全部意义仍然是无法估计的。

（四）病毒学之父：伊万诺夫斯基

德米特里·伊万诺夫斯基（1864—1920）是俄国的植物生理学家。19世纪，伊万诺夫斯基在研究烟草花叶病的病因时，推测该种疾病是由细菌引起的。于是他将患花叶病的烟草榨出汁液，然后用能过滤细菌的过滤器进行过滤，再用过滤后的无菌的汁液去感染正常的烟草，结果发现被感染的烟草依旧能够患病。这说明导致烟草患病的并不是细菌，而是一种比细菌更小的病原体。他把这种病原体叫作"滤过性病毒"。伊万诺夫斯基是世界上第一位发现病毒的人，因此被后人赞誉为"病毒学之父"。

2

病原体的生产者和搬运工——传染源

一、传染源和病原体，傻傻分不清楚

　　说起传染病，不得不提起传染源和病原体，可是你能分清楚它们的区别吗？传染源指体内有病原体生长、繁殖并且能排出病原体的人和动物，包括患者、病原体携带者和受感染的动物，是传染病流行过程三大环节中的首个环节。而病原体是能引起疾病的各种微生物和寄生虫的统称，在所有的病原体中，细菌、病毒、支原体、衣原体、立克次体、螺旋体和真菌等微生物占据了绝对优势，而以原虫（Protozoa）和蠕虫（Helminth）为代表的寄生虫则属于少数非主流。它们通常体积很小，不管是人类还是动物，仅靠肉眼都无法观察和识别出病原体的存在，所以与病原体的第一次"亲密接触"往往是在不经意之中发生的，例如呼

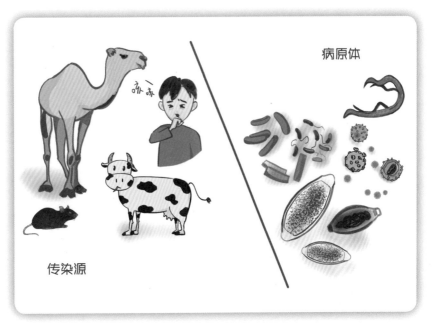

病原体

传染源

吸、摄食、性行为、伤口接触等途径，对该病原体缺乏足够抵抗力的人或动物就很可能不幸中招，形成感染或发病，成为新的传染源。

每一次发生传染病疫情时，都不是空穴来风，而一定存在着一个或多个无辜或不无辜的传染源。他们有可能是通过吸入了同一间教室中一个咳嗽学生的飞沫而不慎感染的，也有可能是由于自身无保护的不当性行为而被感染的，也有可能是被蚊虫的叮咬或宠物的咬伤而遭受感染的，甚至有可能是在下河游泳或在农田中劳动而通过疫水或土壤与皮肤黏膜或伤口的接触而感染的，但无论怎样，在传染病疫情的防控过程中，追踪并控制传染源都是无比重要的任务。只有控制好传染源，才能从根本上遏制疫情的播散，从控制传染源的角度，大家应该更能理解为什么在新冠肺炎疫情发生时，政府要求对确诊患者、疑似患者、无症状感染者、密切接触者，以及有疫区旅行史者等传染源或潜在传染源实施为期14天的隔离政策了吧？另外，要求大家尽量避免外出和人群聚集，也是切断与传染源接触的有效措施。

二、什么是"超级传播者"

在传染病的流行过程中，往往极少数的人会贡献绝大部分的传染病例，他们被称为"超级传播者"。在2003年的SARS疫情中，对"超级传播者"的定义，是指将SARS病毒传染给10个人以上的患者，这类

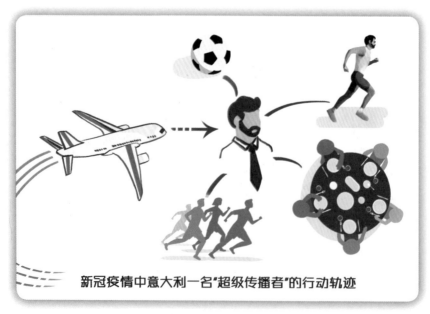

新冠疫情中意大利一名"超级传播者"的行动轨迹

"超级传播者"大部分是老人或长期患肾病、糖尿病等慢性病的患者，虽然人数不多，但却成为SARS疫情的主要传播媒介。例如，当时广东一名男子在染病的50天内，先后传染了130余人，包括18位亲属及几十名医务人员。在2015年的中东呼吸综合征（MERS）疫情期间，也曾出现过一家医院中的一名病人传染82人的情况。

那么对于新冠肺炎而言，存在"超级传播者"吗？根据媒体报道的信息，该病确实存在着"超级传播者"。例如，一名被韩国疾病预防和控制中心称为"31号患者"的61岁女性在确诊感染之前，参加了4次"新天地教会"活动，并将新冠病毒传给了至少37人。意大利也有一名"超级传播者"，是一位38岁的当地男性，由于是伦巴第大区第一例确诊的本国公民，被当地称为"1号病人"，在他出现了类似流感的症状后，医生并没有对他进行深入调查，而他在症状出现前后频繁参加了各种商务活动，和同事们聚餐，还在不同的地方参加了两次马拉松比赛，其中一次有1 200人参加，另外，他还参加过足球比赛，甚至还参加了妻子的产前培训班，直至几天后他出现了呼吸衰竭症状，才被确诊为新冠肺炎，正是由于他这几天的频繁活动，导致了当地确诊人数迅速飙升至300多人。

如果发现"超级传播者"，往往意味着传染病疫情的严重程度正在升级，甚至预示着病原体可能已变异出传染性极强的新变种，因此，防止"超级传播者"的出现是防控疫情的关键所在，需要尽一切努力控制传染源、疑似患者及他们的密切接触者的活动范围，切断传播链条。

三、关于"伤寒玛丽"的故事，你知道多少

历史上第一个被发现，可能也是最有名的"超级传播者"是一个名叫玛丽·马伦（Mary Mallon）的女士，也是美国第一位被发现的伤寒无症状病原携带者，因此被称为"伤寒玛丽"（Typhoid Mary）。1900至1907年，玛丽先后在纽约的7个家庭担任过厨师工作，共导致22人感染伤寒，其中1人不治身亡。由于健康病原携带者传播疾病的现象在当时并不为人所知，玛丽坚决否认自己携带伤寒杆菌，并因此拒绝停止下厨，直至纽约市的公共卫生部门派遣医生和警察到她的工作场所把她带走并隔离3年，还要求她在隔离期结束后不得从事与食品有关的工作。但是隔离期满后，玛丽仍不听劝告，偷偷改名为"玛丽·布朗"，并到了纽约的斯隆医院当厨师，因此又感染了25人，其中2人不治身亡。这

时，公共卫生部门再次找到了她，并将她终身隔离。虽然这位"伤寒玛丽"导致如此多的人直接或间接感染伤寒疾病，有人甚至因此死亡，但她自己终其一生都没有因伤寒发过病，最后于1938年死于肺炎，享年69岁。

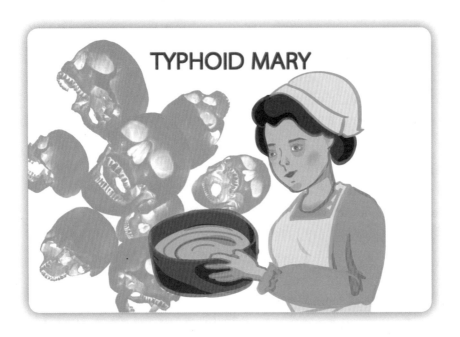

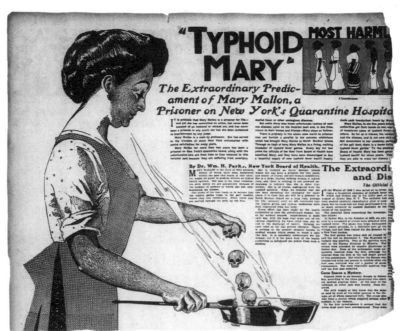

1909 年 6 月 20 日 *New York American* 报纸首次将玛丽·马伦称为"伤寒玛丽"

四、基本传染数（R₀），你必须知道的高频词

基本传染数（R_0）指的是在没有外界干扰，以及所有人都没有免疫力的情况下，一个感染了某种传染病的个体，会将疾病传染给其他人人数的平均数。如果R_0<1，意味着传染病会随着时间的流逝慢慢消失；如果R_0=1，传染病会类似于击鼓传花一样一个传一个，该病可能变成地方性流行病；如果R_0>1，则意味着传染病将以指数方式传播，成为流行性疾病，但是一般不会永远持续，因为可能被感染的人口会慢慢减少，部分人口可能死于该病，部分人口可能在病愈后产生免疫力，同时也会有来自政府或医疗部门的干预。总之，该指标的数值越大，就代表传染病的传播能力越强，控制越难。

以下我们来看看常见传染病的R_0：百日咳约为5.5，艾滋病在2至5之间，1918年大流感在2至3之间，埃博拉出血热在1.5至2.5之间，SARS在2至5之间，而关于新冠肺炎的R_0如何目前尚无定论，但主流观点认为新冠病毒的传播能力超过了SARS病毒，因此，其R_0也应该大于SARS。

五、为什么说传染病的患者是最重要的传染源

传染病患者的体内通常含有大量的病原体，但是处于病程不同阶段的患者作为传染源的意义却有很大的不同，这主要取决于患者向外界排出病原体的数量和频率，以及传染源与易感人群的接触频率。

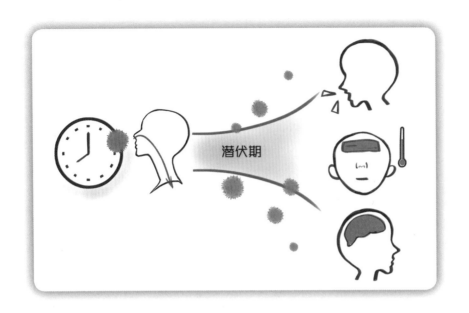

　　大家都知道传染病有长短不一的潜伏期，也就是自病原体侵入机体到最早的临床症状出现的这一段时间，短的只有数小时，例如细菌性痢疾，长的则多达数年甚至数十年，例如艾滋病、狂犬病等。即使同一种传染病的潜伏期也会因进入机体的病原体数量、毒力、入侵途径、繁殖能力以及机体抵抗力等很多因素的影响，而在一定的范围内波动，例如新型冠状病毒肺炎的潜伏期一般为1至14天，多为3至7天。许多传染病在潜伏期就具有传染性，例如新冠肺炎、麻疹、水痘等，但也有一些疾病在潜伏期内通常不具备传染性或传染性微弱，例如埃博拉出血热、传染性非典型肺炎（SARS）等。相比而言，在潜伏期内就具有传染性的疾病更容易形成广泛的传播，控制传播的难度也更大。在2020年的新冠肺炎疫情下，大家进入公共场所都佩戴口罩，以及对患者的密切接触者实施14天的隔离医学观察，其目的就在于防止潜伏期的传播。

　　潜伏期结束后，随着患者体内病原体繁殖的数量越来越多，患者就会进入临床症状期，陆续出现一些特异性的症状或体征，例如新冠肺炎患者的发热、乏力、干咳等，霍乱患者的腹泻、呕吐等，肺结核患者的咳嗽、咳痰、咯血等，其中许多症状均能将大量的病原体从患者体内排出至体外，易感者若直接或间接通过呼吸道、消化道、皮肤黏膜、眼睛或伤口等途径接触了含有大量病原体的空气飞沫，患者的排泄物、分泌物或呕吐物，就有可能受到感染。此外，处于临床症状期的患者通常体质虚弱，需要医护人员和家属的护理，如果不注意个人防护，也很容易导致医护人员和家属的感染。在2003年抗击SARS和2020年抗击新冠肺炎的医疗战场上，在疫情初期都有大量医护人员被感染的情况发生，不过随着保护措施的迅速到位，医护人员的感染率很快下降，甚至在2020年新冠肺炎防控工作中，创造了全国驰援武汉和湖北的4.26万医疗队员无一人感染的纪录。

六、康复后的患者还有传染性吗

随着治疗的深入和免疫力的逐渐产生，绝大部分传染病患者会在临床症状期结束后进入恢复期，直至完全康复。这一阶段，对于大部分的传染病而言，康复后的患者体内的病原体已被清除干净，不再作为传染源，例如麻疹、水痘等；但是也有一些传染病，即使患者进入恢复期后，仍能向外界排出病原体，例如痢疾、伤寒、白喉等，但一般不会持续太久；不过也有例外的，例如乙型肝炎患者在临床症状消失后，仍有很大可能携带乙肝病毒超过三个月以上甚至终生，成为慢性病原携带者和长期、重要的传染源。

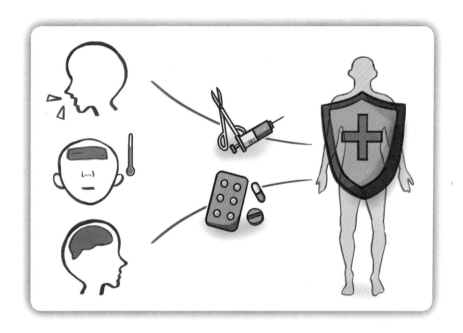

七、"无症状感染者"一定是传染源吗

对某病原体缺乏足够抵抗力的易感者在受到病原体感染之后，就成了该病原体的感染者，其中部分感染者，在潜伏期结束后就会发病，成

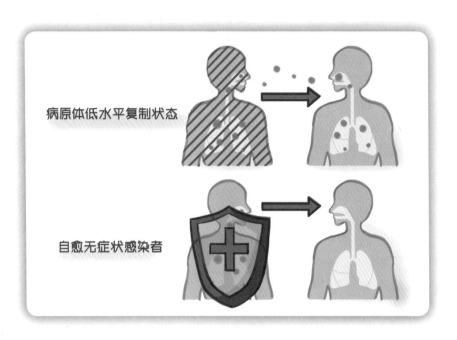

病原体低水平复制状态

自愈无症状感染者

为患者，但是也有部分感染者会一直处于无症状的状态，被称为无症状感染者。无症状感染者又分两种情况，一部分人的免疫系统强大到彻底打败和清除了体内的病原体，很快就自愈了，他们一般不具备向体外排出病原体的能力，自然不会成为传染源，与他们的交往是安全的；而另一些无症状感染者，他们的免疫系统还不足以强大到彻底消灭体内的病原体，但是可以遏制病原体的增殖，使病原体长期处于低水平复制状态，此时虽然不会导致发病，但是还是会将病原体排出体外，于是就成为"最危险的传染源"——无症状的健康病原携带者。

八、无症状的健康病原携带者缘何成为"最危险的传染源"

虽然无症状的健康病原携带者没有打喷嚏、咳嗽等易于传播病原体的症状，他们传播病原体的能力相对于患者而言较弱，传播范围也相对较小，但是，由于无症状的健康病原携带者没有易于识别的症状和体征，他们表面看上去往往与正常人无异，人们并不知道他们具有传播病原体的能力，甚至连他们自己都不知道，这相当于穿上了一件"伪装成健康的隐身衣"，人们并不会对穿上这件"隐身衣"的传染源加以防备，于是，随着无症状的健康病原携带者的不断活动，并以一定的途径向体外排除病原体，他们周围的那些易感者就将笼罩在被感染的阴云之中，甚至纷纷"中招"。现在，大家应该能理解为什么把处于隐匿状态下的

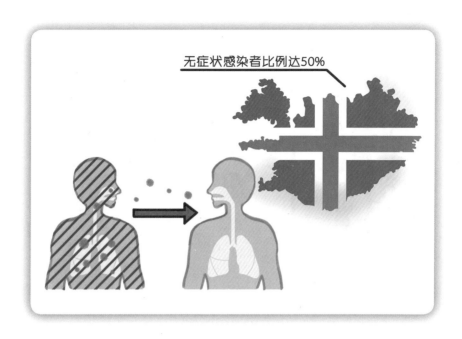

无症状健康病原携带者看成是最危险的传染源了吧？

脊髓灰质炎、流行性脑脊髓膜炎、白喉、伤寒、乙型肝炎、乙型脑炎、霍乱等许多传染病都已被证实存在着无症状的健康病原携带者，大家一定关心新冠肺炎是否存在呢？根据报道，我国最早发现的一例疑似无症状感染者是一名从武汉回到河南安阳的女性，她的5名亲属先后被确诊为新冠肺炎，经过流行病学调查发现，这5名亲属都与该女性有密切接触史，且均没有武汉的居住或旅行史，也没有与其他确诊病例的密切接触史，而该女性一直未出现任何症状。随后，在全国许多地方，陆陆续续发现了多起类似的由不发病的无症状感染者引发的聚集性疫情。2020年2月4日，国家卫健委《新型冠状病毒感染的肺炎诊疗方案（试行第五版）》提出新冠肺炎病毒的无症状感染者也可能成为传染源，即成为无症状的健康病原携带者。在欧洲的冰岛，截至2020年4月9日，该国累计完成了占人口总数近9%的32 623人的新冠肺炎病毒核酸检测，结果显示无症状感染者的比例高达50%，这证实了许多学者的担忧，即恐有大量的无症状感染者正在广泛传播病毒，他们才是引爆疫情和导致疫情难以控制的真正的高危因素。

九、如何疏而不漏地发现无症状健康病原携带者

虽然隐匿的无症状健康病原携带者只能通过实验室检查来确诊，一

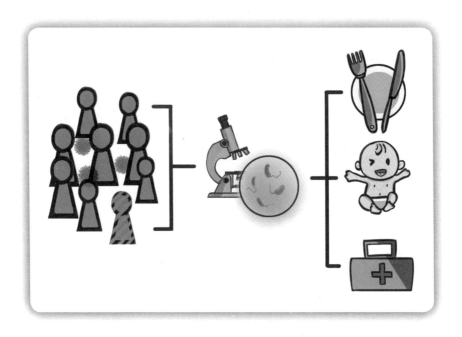

般很难发现，但是通过细致的流行病学调查，鼓励短期内去过疫区、与确诊或疑似病例有过密切接触的人群主动接受监测均不失为及早发现这类传染源的良策。此外，在饮食服务、托幼、医疗护理、食品加工等行业加强对入职人员的预防性体检和从业人员的定期检查也是有效发现这类传染源的有效措施。通过健康宣传教育，不断提高无症状健康病原携带者的健康素养，帮助其养成良好的卫生行为习惯，提升其社会和家庭责任感，指导其合理择业和就业，加强对公众宣传教育以消除对无症状健康病原携带者的歧视，这些都是控制传染源、防止传染病传播流行的积极措施。我们在前面提到的"伤寒玛丽"，她就是一名无症状健康病原携带者，但是她选择了非常不适合的厨师职业，所以成为伤寒的超级传播者，给许多家庭带去灾难。

十、受感染的动物也可能是传染源吗

除了人以外，受感染的动物也可能传播疾病，即人兽共患病。人兽共患病是指由同种病原体（能引起人或动物致病的生物）引起的、在脊椎动物和人之间传播、并在流行病学上有关联的传染性疾病。简言之，就是动物传染给人的疾病。引起人兽共患病的病原体原来只寄生在动物身上，可能会引起动物发病，由于某种机缘巧合，病原体跨越种属屏障感染人类并在人群中传播，如现在正在暴发的新型冠状病毒肺炎、2003

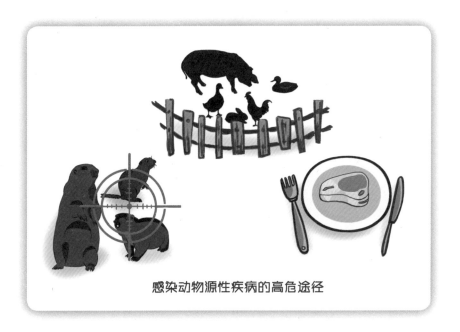

感染动物源性疾病的高危途径

年的非典型性肺炎和禽流感等都属于人兽共患病。

野生动物是各种病原体的天然储存库。在目前已发现的1 709种人类病原体中，约有75%的病原体能溯源到野生动物身上，其中约有400多种存在于家畜、家禽中。引起动物源性疫病的病原体有病毒、细菌、寄生虫、立克次氏体、支原体和真菌等。这些病原体体积微小，通常需要借助能将其放大100—10 000倍的显微镜或电子显微镜才能观察到（某些寄生虫除外）。由于它们"看不见、摸不着"，只有在其诱发疾病时才可能被人类察觉。

（一）有哪些常见的人兽共患病

在人兽共患病中，以病毒、细菌和寄生虫引起的疾病最为常见。动物所携带的绝大部分病毒、细菌通常并不感染人类。但病毒、细菌可在动物体内繁殖、变异，演化出一些能传染人类的变种。野生动物（蝙蝠、黑猩猩、果子狸、野鸡、蛇、鸟类等）和家畜（猪、牛、羊、狗、猫等）、家禽（鸡、鸭、鹅等）都可以传播疾病。下面介绍一些常见的人兽共患病。

1. 流行性感冒：是由流感病毒引起的呼吸系统疾病。感染后表现为咳嗽、发热、肺炎等临床症状。其动物宿主有猪、禽类（鸟类、鸡、鸭等）、马等。流感病毒有多种亚型，其中H5N1、H7N9、H5N6亚型易引起重症肺炎，患者可因出现严重并发症而死亡。流感病毒主要通过飞沫传播，也可通过接触已感染的动物及其排泄物传播。

2. 新型冠状病毒肺炎：是由SARS-CoV-2病毒引起的急性呼吸系统疾病。感染后表现为低烧、干咳、肺炎等临床症状，可累及多器官引起死亡。截至2020年10月21日，全球确诊人数接近4 110万，死亡人数约113万。目前的研究发现猫、金仓鼠、恒河猴、蝙蝠等可能为其宿主。SARS-CoV-2主要通过飞沫传播，也可通过接触感染患者的分泌物传播。

3. 非典型性肺炎：是由SARS病毒引起的急性呼吸系统疾病。感染者起病急，高热、咳嗽、伴全身和呼吸道系统症状，致死率高达6.5%。中华菊头蝠为其自然宿主，果子狸可能作为中间宿主感染人类。SARS病毒主要通过飞沫传播，也可通过接触感染患者的分泌物传播。

4. 艾滋病：是由艾滋病毒（HIV）引起的免疫系统缺陷疾病。非洲黑猩猩可能是其早期宿主。感染后患者会出现持续发烧、虚弱、盗汗、全身淋巴结肿大等症状。因免疫能力缺失而易于感染细菌病毒等病原体，诱发感染性疾病、恶性肿瘤等。艾滋病毒主要通过接触患者血液、体液传播。

5. 结核病：是由结核分枝杆菌引起的慢性呼吸系统疾病。牛、猪、鹿、狼等可作为结核分枝杆菌的中间宿主感染人类。结核分枝杆菌主要引起肺结核病，可累及肝、肾、脑等器官。主要通过飞沫传播。

6. 布鲁氏菌病（简称布氏病）：是由布鲁氏杆菌引起的疾病。猪、牛、羊、狗等是其中间宿主。布鲁氏杆菌可经血液分布至全身多个器官，引起多个器官炎症。可通过感染动物的肉、奶、血液、粪便、飞沫传播。

7. 旋毛虫病：是由旋毛虫（Trichinella Spiralis）引起的寄生虫病。患者表现为腹痛腹泻、发热、呕吐等症状。旋毛虫可寄生在牛、羊、狗、猪、狼体内。可通过感染动物的生肉或未煮透的肉传播。

在人兽共患病中，绝大多数引起呼吸道疾病的病原体都能通过飞沫传播，因易于传播，一旦发生疫情，往往波及面广，危害大，难以控制。如流行性感冒、新型冠状病毒肺炎、非典型性肺炎都给人类带来了巨大的灾难。

（二）动物源性疫病是如何入侵人类的

就像人类在不断拓展自己的生存边界一样，病原体在自然进化过程中，也在不断地拓展自己的生存边界，寻找新的宿主。人类在捕猎、驯养、宰杀、加工野生动物或养殖、宰杀、加工家禽、家畜的过程中，和动物近距离接触时可能给病原体提供感染的机会，也可能在食用被动物粪便污染的食品和水时被病原体感染。

尽管科学家很难确定一种新的病毒是以何种途径入侵人类的，但最早的患病人群通常都有直接或间接接触动物的行为。例如，1998—1999年在马来西亚流行的尼帕病毒（Nipah Virus）病，曾使100多人丧命。科学家们发现猪圈附近的果树上有狐蝠筑巢，而狐蝠正是尼帕病毒的自然宿主，狐蝠的尿液、粪便和唾液中含有尼帕病毒。科学家推测，猪吃入被狐蝠咀嚼过的果实或被狐蝠的粪便污染过的果实后被尼帕病毒感染，并成为该病毒的储存和扩增宿主，随后再传染给与感染的猪直接接触的饲养人员，进而出现人际传播。2001年10月—2003年12月，加蓬和刚果交界地区的埃博拉出血热暴发的大部分指示病例是猎人，他们均因处理死亡的大猩猩、黑猩猩等动物尸体而感染埃博拉病毒，继而造成了人际传播。2003年初SARS的起源可能与加工野生动物果子狸有关。人感染H5N1禽流感的主要途径包括宰杀、拔毛和加工被感染禽类，儿童在散养家禽频繁出现的区域玩耍时，暴露于家禽的粪便也被认为是一种感染途径。

致病细菌和病毒有着类似的入侵途径，可以通过被感染动物的血液、粪便或者呼出的气溶胶感染人类。例如，我国每年都有布氏病病例出现，感染者多为从事畜牧养殖的饲养员，少数病例为用被感染的动物做解剖实验的科研人员。人类可能因食用因感染动物制作的食品而被感染，如未经巴氏消毒法消毒的牛奶、冰淇淋或未经烹饪充分的肉类感染布鲁氏菌，也可能因接触感染动物的血液或吸入含有布鲁氏菌的气溶胶而感染。

寄生虫主要通过被污染的水源或食品感染人类。例如，人类可能通过食用被旋毛虫虫卵污染的生肉或未煮透的肉感染旋毛虫。人食用感染旋毛虫病的畜肉一周左右，出现胃肠炎症状及肌肉疼痛，甚至使肌肉运动受到限制。如果幼虫进入脑、脊髓，也可引起脑膜炎样症状。除消化道传播外，寄生虫也可经伤口和呼吸道传播。

总之，病原体感染人体的途径多种多样。而感染动物源性疾病的高危途径包括① 偷猎、驯养、贩卖、加工野生动物；② 养殖、加工被病原体感染的家畜、家禽或与被感染的家畜、家禽玩耍；③ 食用被病原体污染的生肉或未经煮熟的肉类。我们在平时的生活中应尽量避免这类行为。

十一、看斯诺医生和他的"忠粉"如何破解霍乱"谜案"

1854年8月31日开始，伦敦市暴发了凶险的霍乱疫情，没几天，就有超过500人由于严重腹泻导致的脱水而悲惨地死去。当大部分人认为这场瘟疫是通过空气而传播的时候，一位名叫约翰·斯诺的年轻医生提出了一个大胆的假设——这场瘟疫是"病从口入"的。为了证明自己的假设，他找来一张伦敦地图，将有过病例死亡的家庭位置在地图上作出标记，若同一地点有一个人死亡，就划一条线，两个人死亡就划两条线，并以此类推。他仔细端详了地图很多遍，希望找出患者分布的规律。功夫不负有心人，他很快就发现了大部分的死亡病例都居住在索霍的宽街附近，那里正好有一个免费的公共水井，附近街道的居民都在那里取水喝，水井周围正是病例最集中的区域，离水井越远的街区，死亡病例则越少。于是斯诺医生开始怀疑是那个水井被污染而导致了这场瘟疫的发生。为验证自己的怀疑，斯诺医生还亲自调查了许多没有患病的居民的特征，结果他发现距宽街仅180米的一家啤酒厂无一人染病，经询问才知道工人们喝了免费的啤酒，所以就没人喝水了。不远处，还有一所监狱也无人发病，原来该监狱取水用的是自己的水井。而有些蹊跷的是，有两名女性死者居住地距宽街很远，斯诺医生一直百思不解，于是他骑车到了位于北部的汉普斯特德区，打听到死者分别是一位年长的寡妇和她的侄女，他找到寡妇的儿子，询问后恍然明白了原委，原来寡

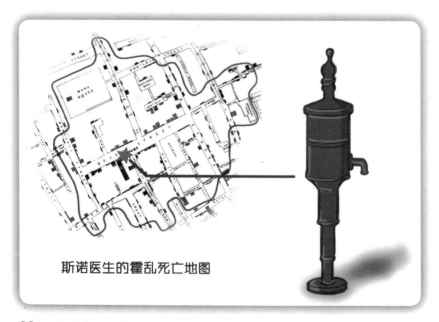

斯诺医生的霍乱死亡地图

妇曾长居宽街，即使搬离后也一直怀念那口井水的味道，她甚至常差遣仆人从宽街打水运到新居，她和侄女喝的最后一瓶水正是疫情暴发首日从宽街运来的。

"问题就在那个水井！"斯诺医生坚信自己解开了最大的谜团，仅仅在疫情发生的8天后，他向索霍区政府递交了调查报告和关闭宽街水井的建议，政府立即采纳后，奇迹真的发生了，疫情迅速烟消云散，热闹的宽街恢复了往日的繁华。

斯诺医生不仅开创了近现代流行病学大规模调查的先河，也在尚未发现病原体的情况下，找到了疾病的传播源头和途径，并成功控制了疫情，这比德国微生物学家罗伯特·科赫发现并分离出霍乱弧菌要早29年。

到这里，我们的故事该结束了吧？其实还没有，因为还有一个谜团，就是这口水井是因为什么被污染的呢？斯诺医生的忠实"粉丝"——亨利·怀特黑德，作为一名牧师，他决定利用自己的影响力继续进行调查，几个月后，他幸运地遇见了一个名叫路易斯的妇女，她回忆起自己年仅5个月的女婴就是在疫情暴发初期死于腹泻的，从死亡时间看，这名女婴很可能就是这次伦敦霍乱疫情的最初传染源或"零号病人"，妇女承认曾多次将洗过婴儿尿布的水倒进了宽街的一个污水池，该污水池离宽街的水井仅3英尺距离，当人们清理污水池后发现池壁早已损坏，污水直接污染了水井。

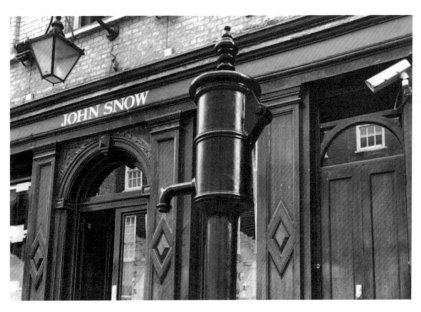

伦敦索霍区宽街的约翰·斯诺酒吧和水井泵雕塑

通过追踪传染源，所有的谜团完全解开，人们对霍乱可以经饮水传播的理论深信不疑，许多地方纷纷加强了对饮用水源的保护和饮用水的净化消毒措施，并鼓励人们煮沸后再饮用，霍乱再也不能像以往那样肆虐横行了，无数人的生命得以挽救。

这个传奇般的故事告诉我们，在传染病疫情来袭时，除了刻不容缓地诊治患者，并同时采取控制传染源、切断传播途径、保护易感人群的措施之外，开展流行病学调查，追踪传染源，搞清楚导致疫情发生的前因后果、来龙去脉也同样非常重要，这将对未来应对类似疫情时提供宝贵的经验，避免重蹈覆辙。

十二、新冠肺炎疫情流行病学调查过程中再现一大批"斯诺医生"

当某地发生一起新的传染病疫情时，除了救死扶伤的"白衣天使"外，还有些人总是很快来到患者身边，直接与患者面对面交流，尽可能细致地摸清他们发病的来龙去脉，还要去推理和寻找病原体的来源、传播途径，并找到所有密切接触者，这就是追踪传染源的流行病学调查，而这些流行病学调查者就是当代中国的"斯诺医生"，也被称为医学界的"福尔摩斯"。

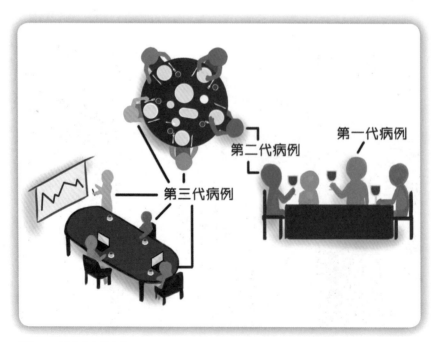

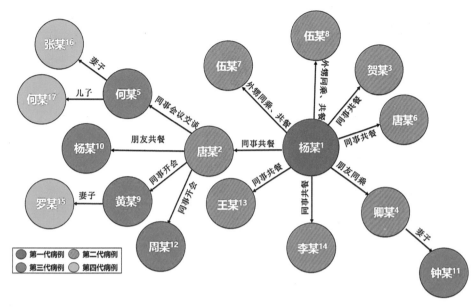

该聚集性疫情传至四代病例的全过程

让我们共同来回顾一起由夜宵店的聚餐而引起聚集性疫情传至四代病例的流行病学调查全过程。案例中的首发病例（第一代病例）是一例有武汉旅行史的发热病例杨某，通过流行病学调查发现其在发热前有在武汉探亲并接触过有类似"感冒"症状者的暴露史，这一结果不仅帮助专家将其怀疑为新冠肺炎的疑似患者并最终确诊，同时还根据他在症状加重前有与多名亲友一起乘车以及与多名同事在某夜宵店一起聚餐的接触史，帮助确诊了8名二代病例，同时在对二代病例进行调查的基础上，发现了由于开会相邻而坐、共进午餐、交谈等近距离接触而被感染的三、四代病例各5例和3例。

这次共17人发病的聚集性疫情涉及人员众多，给流行病学调查工作的开展带来极大的难度。调查员耐心细致地对每个病例在发病前14天直至被诊断为疑似病例期间的行动轨迹和接触的人群进行询问，不断排查，同时根据最新调查结果，及时采取有针对性的留验和隔离治疗措施，每日追踪管理密切接触者的健康状况，最大限度地缩小了疫情蔓延的范围。

十三、闲话气溶胶传播那点事

"气溶胶"这一专业术语在新冠肺炎疫情暴发后，频繁出现在大众

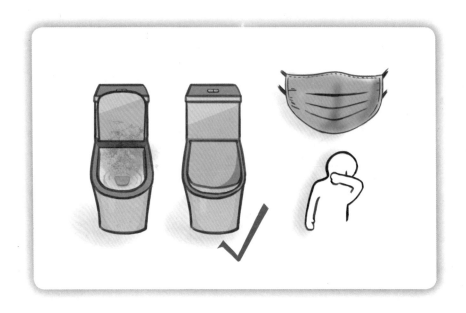

面前。2020年3月3日国家卫生健康委员会印发了《新型冠状病毒肺炎诊疗方案（试行第七版）》，增加了"由于在粪便及尿中可分离到新型冠状病毒，应注意粪便及尿对环境污染造成气溶胶或接触传播"语句。此前，在2月19日发布的《新型冠状病毒肺炎诊疗方案（试行第六版）》及解读中，对新型冠状病毒的传播途径中添加了"在相对封闭的环境中长时间暴露于高浓度气溶胶情况下存在经气溶胶传播的可能"语句。在这次新冠疫情中，气溶胶传播是指飞沫混合在空气中，形成气溶胶，被吸入后导致感染。

（一）什么叫气溶胶

气溶胶，指悬浮在大气中的微小颗粒，如飘散在空气中的云、雾、霾等，都是气溶胶。气溶胶大小范围大致为0.001—100微米，其中，雾滴的直径小于100微米，空气污染物颗粒小于10微米。此外，气溶胶的形状多种多样，如液态雾珠的球形、针状、片状，或者其他不规则形状。

（二）气溶胶的来源

1. 自然和人类行为产生

气溶胶通过自然和人类行为产生，如火山爆发的喷出物、森林火灾的燃烧物、马桶冲水、机动车尾气、燃料或者香烟燃烧过程中产生的颗粒物等。当气溶胶浓度达到足够高时，将对人类健康造成威胁，尤其导致呼吸系统疾病，如肺功能衰退，导致或加重咳嗽、哮喘、呼吸困难、慢性支气管炎、肺炎、肺气肿等呼吸道疾病。

2. 人体产生

气溶胶也可通过人体说话、打喷嚏、咳嗽等方式产生。人的呼吸道、口腔、鼻腔内都附着液体膜，通过说话、打喷嚏或者咳嗽产生大量的飞沫。大飞沫较快落到地面或物体表面，微小飞沫属于气溶胶，可在空气中悬浮一段时间。新冠病人在插管过程中，剧烈的咳嗽形成一些气息湍流的时候，形成气溶胶，容易导致传染。

美国麻省理工学院教授丽迪雅·布鲁纳（Lydia Bourouina）的研究表明，打喷嚏时根据周围的环境状态，飞沫能够传播8米，咳嗽时飞沫可传播6米，并可在空气中悬浮10分钟。此外，该团队拍摄了人打喷嚏后的气流轨迹。其中，绿色标记大于100微米的大飞沫，最远射程至2米，但是很快沉降。红色标记小于100微米的微小飞沫，被空气黏性作用减速，并且瞬间蒸发成为微米级的飞沫核。飞沫核中的冠状病毒有蛋白质膜壳的保护，可以在相当长的时间保持活性。飞沫核随着空气的移动飘移几十米，甚至可能上百米，长时间飘移，就可能导致污染范围更大，若是被人吸入体内，就会导致感染新型冠状病毒。

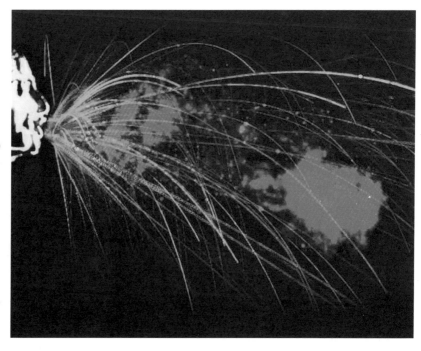

图为每秒8 000帧的高速摄像机记录下打喷嚏的瞬间。较大的唾沫和痰液（绿线）很快下落，而较小的唾沫和痰液形成"云团"（红色），经久不散，甚至可以飘到8米之外。（图片来自：MIT/Courtesy of L. Bourouiba）

（三）气溶胶的传播

气溶胶能够传播真菌和病毒，会导致一些地区疾病的流行和暴发。已经有研究表明，微生物气溶胶是畜禽舍环境污染的重要因素之一，气溶胶的生物污染可以引起一系列传染病的流行。

关于气溶胶在人类生活环境中的传播，举几个日常的例子。

1. 冲马桶时产生的"粪便喷雾"

1975年，美国贝勒医学院的微生物学家查尔斯·格巴（Charles Gerba）发现马桶冲水的时候会产生大量的生物气溶胶。他在马桶里倒了细菌，然后在马桶附近不同距离的地方摆好了培养皿，然后使劲冲马桶。2小时后，细菌基本都落在马桶附近的地面上。4—6小时后，整个厕所都可以检测到本来应该进入化粪池的细菌了。而且让人意想不到的是，在浴室洗发水瓶子下面发现了大量细菌。

纽约大学的病理学家菲利浦·蒂埃诺（Philip Tierno）表示，冲马桶产生的气溶胶可以射到4.6米、约2层楼的高度。马桶开盖的情况下，马桶上方25厘米的距离都可以检测到粪便细菌，这些细菌可飘浮长达1个半小时。如果盖着马桶盖冲，那么细菌气溶胶的量就只有开盖情况的1/12。因此，建议大家冲马桶时一定要盖上马桶盖，避免生物气溶胶污染环境和危害身体健康。

2. 香港淘大花园事件

2003年，香港淘大花园E座发生321人感染SARS病毒，致死42人，此事件就被认为极大可能性是气溶胶传播。感染病毒的排泄物在上百米

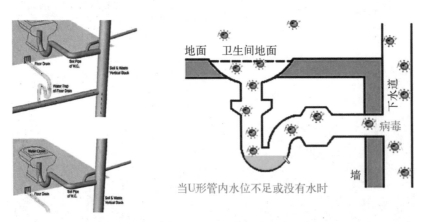

（图片来源于bilibili.com/video/BV157411p7nr）

高的污水管道中下落，与气流的相互作用形成一个雾化过程。这些气溶胶通过8楼的管道裂缝和几家住户没有被水封好的U形管逃逸，最终蒸发成为气溶胶形式的感染源。

（四）如何预防新冠病毒气溶胶传播

1. 对于普通人而言，预防气溶胶传播新冠病毒与预防飞沫传播的方式一致，戴口罩、勤洗手、多消毒仍然是最佳的预防措施。

2. 倡导呼吸道卫生礼仪，咳嗽或者打喷嚏的时候用纸巾或者手绢、手肘遮住口鼻，尽量扭身躲避别人，这样可以防止飞沫喷溅到更远的距离。

3. 在正常的日常环境下，空气中一般不会有新冠病毒，但仍然建议每天至少两次开窗通风，这是降低感染风险的有效措施。

4. 新冠肺炎病人用完马桶后冲水时应盖上马桶盖，因为盖上以后，即使形成气溶胶，影响不会太大。

其实，最容易受到气溶胶传播影响的是医护人员。医护人员在给病人吸痰、雾化吸入、呼吸机插管时，病人的呼吸道分泌物可能形成气溶胶，所含病毒浓度比较高，容易传染。所以，医护人员给病人进行各种诊疗操作时，一定要严格按照要求做好全身的防护，包括使用N95口罩、眼罩、隔离防护服、手套等。

3

探寻传染病的行踪——传播途径

　　2019年的新冠疫情来势汹汹，很多医护人员在给病人看病的过程中，不知不觉就感染上了新冠病毒肺炎。我们不禁要问，病毒究竟是如何从病人体内跑到健康者体内的？这里，我们将结合具体传染病案例给大家揭秘病原体传输乘载的"交通工具"——传播途径。

　　病原体自宿主体内排出后，在进入新的宿主之前，在外环境中所经历的一切途径，称为传播途径。外环境中的病原体必须借助一定的物体（水、空气、食物等）才能进入易感宿主体内。作为感染必需的一环，传播途径对病原体的传播至关重要，不同的传播途径引起的传染病具有不同的流行特征，同一种传染病也可以同时有多个传播途径，在无法及时确认传染源或及时研制出疫苗的情况下，通过寻找可能的传播途径，切断其传播过程，才能更好地保护我们自己，避免被病原体感染，从而有效控制疫情。

一、"高手"驭风而行——经空气传播

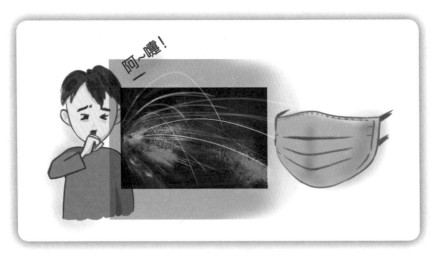

新型冠状肺炎病毒——经空气传播的人类杀手

经空气传播是指病原体从传染源排出后，通过空气侵入新的易感宿主所引起的疾病传播，包括飞沫、飞沫核和尘埃，以及气溶胶。新冠肺炎病毒主要传播途径为呼吸道的飞沫传播及可能的气溶胶传播以及密切接触传播。

首先，近距离飞沫或飞沫核传播是该病主要的传播途径。那么飞沫是怎么产生的？最多的是喷嚏，一次喷嚏你会喷出 10 000 粒以上的飞沫，最远传到 8 米之外。然后是咳嗽，会喷出 1 000—2 000 粒飞沫，最远 6 米。最后即使是平静的说话，每分钟也会产生大概 500 粒飞沫。100 微米以上的大飞沫会因为足够重，在 10 秒内落在地上，而小飞沫形成的雾云会在空气中迅速蒸发变小，成为干燥的飞沫核。这已经足够让飞沫从房间的一角传播至另一角，更不用说天花板的通风系统。飞沫的上皮细胞蛋白质会包裹着冠状病毒，在空气中飘荡，接触其他人的黏膜。

最简单最有效的飞沫防控方法：戴口罩。

因为戴口罩可以阻止病毒经过飞沫进入口鼻，这样病毒慢慢地就会在空气中死亡。所以，在疫情防护期间，与他人接触一定要戴口罩，在家里相对安全可以不戴，只要是走出家门一定要戴口罩，这是防止飞沫传染最简单也最有效的方法，疫情不结束，口罩不能摘。

其次，新冠肺炎病毒不排除远距离气溶胶传播的风险。气溶胶传播有两个特殊条件：① 密闭空间；② 气溶胶中病毒的一定含量，即相对封闭的环境和高浓度病毒环境。一般我们所处的环境并不满足这两点要求，而在医院和封闭的空间里如电梯箱内就要注意了。除此之外，医院中常规的诊断和治疗措施，如患者诊断性痰液的吸取、支气管镜检查、气管插管、使用呼吸机等，都是会产生大量气溶胶的操作过程。

在封闭空间，例如患者乘坐电梯后，电梯中就会有病毒的气溶胶，而由于空气流通较差，如果健康的人随后进入电梯，传染风险会增加。所以，能走楼梯不要坐电梯。对进入电梯的人建议都佩戴口罩，不能因为电梯里面只有一个人就不戴。家庭或办公室房屋多通风换气，通风可吹散飘浮在空气中的病毒颗粒，降低浓度。总而言之，坚持戴口罩、勤洗手、多消毒，在家里可注意多通风，这是最佳的预防措施。

二、病菌顺水而下——经水传播

许多肠道传染病、一些人畜共患传染病以及寄生虫病均可经水传播，如霍乱、血吸虫病等。经水传播的传染形式通常有两种。

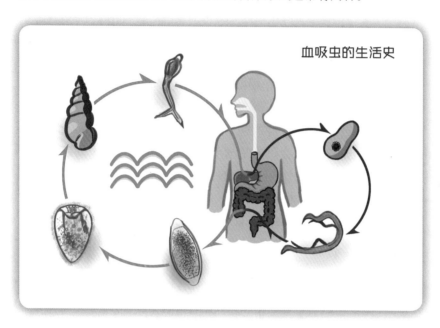

血吸虫的生活史

（一）喝水喝出来的传染病——经饮水传播

○ 一口水井引起的恐慌——伦敦宽街霍乱事件

19世纪中叶，大量人口流入伦敦市，伦敦索霍区因城市污水管道系统没有覆盖，导致很多地窖出现污水坑，甚至有污水溢出，政府决定将污水排入泰晤士河，结果导致霍乱的暴发。

1854年8月31日，伴随着伦敦其他地区出现零星的霍乱患者后，索霍区也受到了波及。在之后的三天内，有127名居住在索霍区宽街（位于现在的卡尔纳比街）或者附近的居民死去。没多久，死亡人数已超过500。到霍乱结束时，共有616名死亡病例，这就是著名的伦敦宽街霍乱事件。

伦敦宽街霍乱事件是由于当地居民通过饮用被病原体污染的水或食用在水中洗涤的水果、蔬菜或其他食物时，病原体进入机体，导致疾病的传播流行，这就是典型的经饮水传播的传染途径。地面水、地下水等水体均可受到含有病原体的粪便、污水、垃圾的污染。经水厂集中消毒处理的管网水也可能由于管道破损或污水的渗入而造成污染。城市高层住户使用的二次供水也可能会发生二次污染。

在伦敦宽街霍乱事件中，当时参与疫情救治的约翰·斯诺医生，通过研究发现：霍乱病人的居住处与一口水井有密切关联，其病人分布与水井的供水范围一致；发病人群在年龄、性别、职业上没有明显的差异；后来通过移掉宽街水井水泵的把手，霍乱最终得到控制，说明停用被污染的井水之后，疫情即可止息。这些就是经饮水传播的传染途径共有的一些特点。

对于经饮水传播的传染病的阻断方法：停止饮用被病原体污染的水体，或者对被污染水体进行消毒处理。

（二）触水也可能生病——经疫水传播

○ 历史悠久的大肚子病——血吸虫病

血吸虫病在我国流行的历史悠久，早在2 000多年前的湖南、湖北地区已有血吸虫病流行。新中国成立后，经过70年的不懈努力，血吸虫病已从威胁我国居民健康的前三位的重大传染病之一降低为散布在湖南、湖北、江西、安徽、江苏等少数湖区的地区性疾病。

血吸虫病的传染源是有血吸虫成虫寄生的人或其他哺乳动物，他们同时也是血吸虫病的终宿主或贮存宿主。血吸虫的生活史还需要另一个中间宿主：钉螺，它为血吸虫毛蚴发育成尾蚴提供场所。血吸虫卵从人或哺乳动物的粪便中排出，在水中孵出毛蚴，毛蚴钻入钉螺体内，发育成尾蚴，尾蚴再从钉螺进入水中。人或哺乳动物接触含尾蚴的水体后，尾蚴可在10秒钟之内钻入皮肤，在体内经20多天的发育，成为成虫并产卵。1949年前我国血吸虫病猖獗流行，其原因之一就是老百姓缺乏良好的卫生习惯，致使粪便频繁污染水源。

人们不论是在水体中游泳、洗澡、捕鱼还是在水田中从事农业劳动，只要接触被病原体污染的水体，病原体就可经皮肤、黏膜进入机体，造成疾病的传播，这样的传播途径即为经疫水传播，如血吸虫病、钩端螺旋体病等。

1. 经疫水传播的特点：血吸虫病的发病具有明显的地区性，血吸虫病病人的分布与钉螺的地理分布明显一致；血吸虫病的病人都有接触血吸虫尾蚴疫水的既往经历；血吸虫病夏季较为多见，而冬季往往发病较少，这可能是由于夏季生产和生活所需，接触疫水较为频繁的缘故；对疫区采取杀灭钉螺的措施或加强个人防护措施后，可以控制新病例发生。

2. 对于经疫水传播的传染病的阻断方法：对粪便进行无害化处理，

杀死血吸虫虫卵，防止粪便污染水源；消灭钉螺，切断血吸虫毛蚴发育成尾蚴的途径；通过杀死尾蚴以及使用防护用具，尽量减少接触疫水，从而避免直接接触尾蚴。

三、毒从口入——经食物传播

○ "不干不净，吃了没病"？是病毒说的吧

民间俗话说"不干不净，吃了没病"，这句话如果给病毒听到了肯定会很开心的。事实上对于传染病来说，经食物传播是最主要的途径。经食物传播指的是病原体从传染源排出后，通过食物侵入新的易感宿主的过程。当食物本身含有病原体或受到病原体的污染时，可引起传染病的传播。食物是病原微生物生存的良好环境，在其生产、加工、运输、贮存及销售的各个环节均可能被病原微生物污染，其中以鱼、肉类和乳制品污染最为重要。夏天是细菌等微生物滋生的季节，每年天气暖和之后，各地时有由于沙门氏菌、空肠弯曲菌和出血性大肠杆菌污染食物而引起的腹泻暴发。而病毒的滋生与温度关系不大，由病毒污染食物引起的传染病通常不被重视。

（一）毒从口入的教训——毛蚶引起甲肝大流行的警示

以现在的城乡卫生条件和人民的卫生观念，很难理解30多年前的

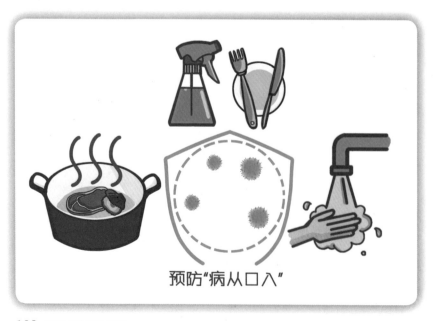

预防"病从口入"

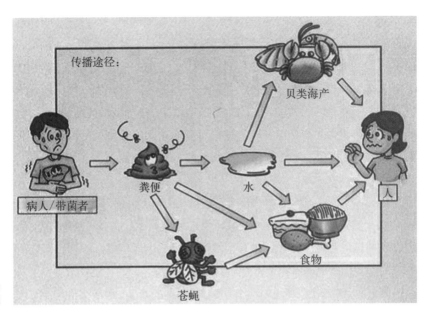

传播途径：

贝类海产

病人/带菌者

粪便

水

人

苍蝇

食物

甲肝病毒
传播途径

大上海会暴发甲肝疫情。但那场甲肝疫情对社会造成的影响是持久的，从某种程度上讲，我们现在卫生条件的改善和对传染病的认识得益于病毒带给我们的启示。

1987年底至1988年3月间，上海市暴发了甲肝疫情。当年疫情造成31万人感染，47人死亡。这是我国医学史上最大一次甲肝暴发，传染源是感染了甲肝病毒的毛蚶，其原因主要是食物不洁。调查中发现，当年的毛蚶产地启东地区水域受到污染，甲肝病毒聚集毛蚶体内。这些毛蚶被农船运输到上海售卖，有的农船曾经运送过污物和垃圾，却未经彻底消毒。同时，当地居民有生食毛蚶的习惯，仅用开水氽的毛蚶其实是半生不熟的，并不能将病毒完全杀灭。市民食用受到病毒污染的食物，如未经煮熟或消毒，食用后便可引起感染。甲肝快速传播则与当时上海居住环境和卫生条件比较差有关，那时的南市区被视为"都市里的村庄"，居住条件差，人口密集。居民多在给水站使用公用水龙头，"你拧过的龙头我也去拧，回家也不洗手，所以传染得很快"。目前，随着儿童甲肝疫苗的普遍接种和卫生条件的极大改善，我国类似大规模的甲肝暴发很少见，但局部地区的小暴发还是时有发生。

（二）"不请自来"的病毒

除了甲肝，还有一些经食物传播的传染病在我们周边也时有小暴发。尤其是儿童，由于良好的卫生习惯还未形成，常常成为胃肠道传染病光顾的群体，其中有两种病毒常常不请自来。一种病毒名叫轮状病毒（Rotavirus），儿科医生称之为"轮轮"，几乎每年秋冬季节都会造成不同程度的暴发，也称为"秋季腹泻"。另外一种病毒叫诺瓦克病毒（Norwalk Virus），也叫诺如病毒，它是1968年在美国诺瓦克市一所小学发生急性腹泻事件后被发现的。中国5岁以下的儿童病毒性腹泻中，轮状病毒和诺如病毒排在前两位。这两种病毒引起的疫情几乎每年都会发生，由于致死率不高，没有被广泛地重视，但是带给患病儿童的痛苦可想而知。

我们讲了3种主要经食物传播的病毒性传染病，其最主要的特点是病毒污染了水源、食物及各种用具，当人们接触了这些被污染的物品后，病毒就通过口腔进入体内，发生感染，并可能造成传播。因此，预防这类主要经食物传播的病毒，必须牢记防止"病从口入"。建议做好以下几点措施：① 食物煮熟加工后再食用，对高风险食品（如贝类、肉类、水果、叶类蔬菜）保证彻底煮熟，杜绝生食。② 保持良好的个人卫生习惯，尤其是勤洗手、科学洗手的卫生习惯，不给病毒以可乘之机。③ 对食物生产、加工、运输、贮存与销售的各个环节加强清洁和消毒，尤其对人员密集的学校、工厂的餐厅、食堂等场所的厨房、餐具、设施设备等进行彻底清洁消毒。④ 备餐各个环节避免交叉污染是阻断传播的有效途径。⑤ 此外，根据不同病毒的特点，有针对性地采取消毒措施，如用含氯消毒剂进行灭活，而酒精和免冲洗洗手液没有灭活效果。

四、遁地无形土行孙——经土壤传播

（一）长期隐匿，伺机而动的微生物

有些致病微生物，具有很强的抗环境压力的本领，例如不需要氧气、披着厚厚的芽孢等，它们长年隐匿生存在土壤等环境中，伺机寻找易感者下手。因此土壤成为疾病传播的一个主要来源。经土壤传播是指易感人群通过各种方式接触了被病原体污染的土壤所致感染的传播。土壤可因以下3种原因而被微生物污染：传染源的排泄物或分泌物以直接或间接方式使土壤污染；因传染病死亡的人、畜尸体，由于埋葬不妥而污染土壤；某些细菌的芽孢可在土壤中生存数年之久，例如破伤风梭菌、炭疽杆菌等。这些被污染的土壤经过破损的皮肤使人们获得感染。病原体是否经土壤造成传播，取决于病原体在土壤中的存活时间、人与土壤接触的机会与频度、个人卫生习惯和劳动条件等几个因素。

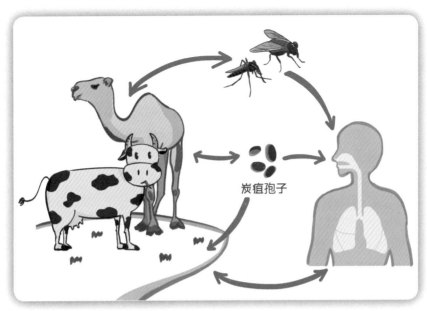

炭疽孢子

炭疽的循环

（二）随史前人类迁徙至全世界的病菌——炭疽

炭疽病菌的历史久远。中国典籍记载，早在5 000多年前中国就曾暴发过疑似炭疽疫情。古罗马诗人维吉尔（Publius Vergilius Maro）曾经对大约公元前1世纪暴发于欧洲的疑似炭疽疫情进行了描述，"它通过动物的血管进行传播，并造成肌肉萎缩，最终导致骨骼分解"。美国路易斯安那州立大学科学家马丁·休·琼斯（Martin Hugh Jones）认为，炭疽杆菌可能最初起源于非洲，在非洲南部的土壤中发现了基因多性样的炭疽杆菌。史前人类为了生存总是千方百计地开拓自己的环境，当他们剥下因为炭疽病而死亡的动物的皮毛制成衣服时，动物皮毛上可能会存在炭疽杆菌的孢子，当早期人类在欧亚大陆之间迁徙时，就会不经意间携带并传播了炭疽杆菌，并让皮毛衣服上的孢子苏醒。

炭疽是一种人畜共患、呈地方性流行的自然疫源性疾病，除了感染人之外，还可引起某些家畜及野兽发病。发病率最高的是牛、羊、马、骆驼等食草动物，动物食入了被污染的水、草后感染炭疽，成为主要传染源。猪可因吞食染菌青饲料，狗、狼等食肉动物可因吞食病畜肉类而感染得病，成为次要传染源。炭疽病人的分泌物和排泄物也具传染性。接触感染是造成炭疽流行的主要途径。牧区感染常见，主要是因为牧民屠宰、食用或接触病死畜而造成传播。皮肤直接接触病畜及其皮毛最易受感染，吸入带大量炭疽芽孢的尘埃、气溶胶或进食染菌肉类，可分别发生肺炭疽或肠炭疽。应用未消毒的毛刷，或被带菌的昆虫叮咬，偶也可致病。

对于炭疽的防控，首要的是管理传染源，对可疑病人要隔离；对患者的分泌物、排泄物及用过的敷料、剩余的食物、病室内垃圾，均应烧毁；对病区动物的尸体火化，对可疑病畜、死畜必须同样处理；来自疫区或从疫区运出的牲畜均要隔离5天，把住牧畜收购、调运、屠宰和畜产加工各环节的兽医监督关。其次是切断传播途径，对污染的皮毛原料认真消毒后再加工；废水要定期消毒，废毛要集中处理；病死牲畜及其皮毛污染的场所都应消毒；皮毛畜产加工厂应设在下风口和远离水源之地。第三是保护易感者，从事畜牧业和畜产加工厂的工人及诊治病畜的卫生人员都要熟知预防方法；工作时要有防护工作服、帽、口罩等，严禁吸烟及进食，下班时要清洗、消毒后更衣；皮肤受伤后立即用2%碘酊涂擦；密切接触者及带菌者可用抗生素预防。

（三）喜欢游走在伤口间的病菌——破伤风梭菌

除了炭疽外，土壤等环境中还有破伤风梭菌伺机而动。破伤风梭菌专门污染各种类型和大小的创伤，当体表有创口时，无论是骨折、含锈的铁钉刺伤、小而深的扎伤、火器烫伤等，甚至中耳炎、压疮、拔牙等小伤口，如果防护不当，都有可能被感染，引起破伤风。而在创伤高发的战场中，污染率可达25%—80%。破伤风梭菌侵入人体后，大多在4—6天才发病，故民间又称"四六风"。破伤风是一种与创伤相关联的特异性感染。日常生活中，创伤污染并不少见，但破伤风发病率只占污染者的1%—2%，是否发病还要看有没有缺氧环境。所以发生创伤时，正确处理伤口，消除病菌生长繁殖的缺氧环境，采用被动免疫，可以预防发病。

此处介绍的是两种主要以土壤传播的病原体，既然这类病原体都有"土行孙"的本领，想必这类病原体"皮糙肉厚"，不怕"风吹日晒"。现实中，破伤风梭菌是一种绝对厌氧菌，环境中生存能力极强，在阳光照射的土壤中可几十年不死，能耐煮沸60分钟、干热150℃达1小时之久。炭疽是嗜氧菌，属于芽孢杆菌属，无芽孢的繁殖体抵抗力不强，易被一般消毒剂杀灭。而一旦披上芽孢，其抵抗力非常强，在干燥的室温环境中可存活20年以上，在皮毛中可存活数年。牧场一旦被炭疽杆菌污染，芽孢可存活20—30年。经直接日光曝晒100小时、煮沸40分钟、140℃干热3小时、110℃高压蒸汽60分钟，以及浸泡于10%甲醛溶液15分钟、新配苯酚溶液（5%）和20%含氯石灰溶液数日以上，才能把芽孢杀灭。炭疽芽孢对碘特别敏感，对青霉素、先锋霉素、链霉素、卡那霉素等高度敏感。

五、华佗无奈小虫何——经媒介节肢动物传播

（一）小虫子也有大伤害

经媒介节肢动物传播，又称虫媒传播，传播媒介包括蚊、蝇、蜱、螨、跳蚤等节肢动物。传播方式分机械性传播和生物性（吸血）传播。① 经节肢动物的机械携带而传播：如苍蝇、蟑螂携带肠道传染病病原体，当它们觅食时接触食物、反吐或随其粪便将病原体排出体外，使食物污染，人们吃了这种被污染的食物或使用这些食具易受感染。② 经吸血节肢动物传播：指吸血节肢动物叮咬宿主感染易感者。包括直接危害（如骚扰和吸血、螫刺和毒害、过敏反应、寄生损害）和间接危害（传播疾病，是主要危害），经吸血节肢动物传播的疾病为数极多，其中除包括鼠疫、疟疾、丝虫病、流行性乙型脑炎、登革热等疾病外，还包括200多种虫媒病毒传染病。

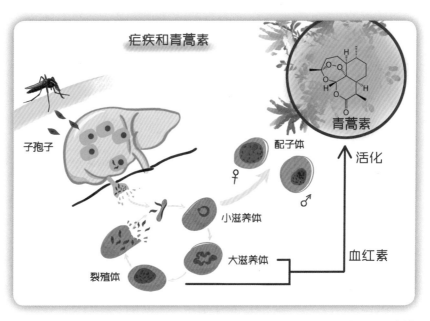

部分节肢动物与疾病的关系

类别	病　名	病　原　体	传　播　媒　介
病毒病	流行性乙型脑炎	日本脑炎病毒	三带喙库蚊
	登革热	登革热病毒	埃及伊蚊、白纹伊蚊
	森林脑炎	森林脑炎病毒	全沟硬蜱
	新疆出血热	新疆出血热病毒	亚东璃眼蜱
	流行性出血热	汉坦病毒	革螨
立克次体病	流行性斑疹伤寒	普氏立克次体	人虱
	鼠型斑疹伤寒	莫氏立克次体	印鼠客蚤
	恙虫病	恙虫立克次体	地里纤恙螨、红纤恙螨
	Q热	贝氏立克次体	蜱
细菌病	鼠疫	鼠疫杆菌	印鼠客蚤、方形黄鼠蚤、长须山蚤
	野兔热	土拉伦斯菌	蜱、革螨
螺旋体病	虱媒回归热	俄拜氏疏螺旋体	人虱
	蜱媒回归热	波斯疏螺旋体	钝缘蜱
	莱姆病	伯氏包柔疏螺旋体	全沟硬蜱
原虫病	疟疾	疟原虫	中华按蚊、嗜人按蚊、微小按蚊、大劣按蚊
	黑热病	杜氏利什曼原虫	中华白蛉
蠕虫病	马来丝虫病	马来布鲁线虫	中华按蚊、嗜人按蚊
	班氏丝虫病	班氏吴策线虫	致倦库蚊、淡色库蚊

（二）疟疾克星——屠呦呦与青蒿素

　　疟疾是经由蚊子叮咬发生的疾病，近年来在我们国家已经比较少见，但在非洲和东南亚部分地区仍广泛存在，如果去当地旅游还是要多加防范。世界卫生组织报告，全世界约数10亿人口生活在疟疾流行区，每年约2亿人患疟疾，百余万人被夺去生命。但是大家也不要害怕，获得2015年诺贝尔生理学或医学奖的中国女科学家屠呦呦及其团队发现的青蒿素可以有效治疗疟疾。屠呦呦是第一位获得诺贝尔科学奖项的中国本土科学家、第一位获得诺贝尔生理医学奖的华人科学家。

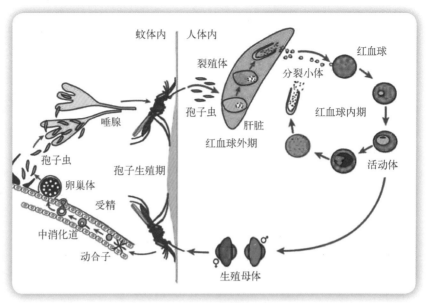

疟疾的发生机制

（图片来源：www.guokr.com/article/439432/）

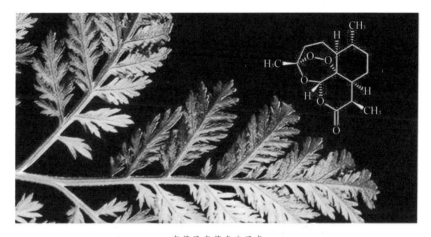

青蒿及青蒿素分子式

（图片来源：bcijiahao.baidu.com/s?id=1659472275280868248&wfr=spider&for=pc）

　　青蒿素是从中药青蒿中提取的有过氧基团的倍半萜内酯药物，其抗疟原虫的机制主要是：① 青蒿素作用于疟原虫表膜及线粒体，最终影响其食物泡形成，从而影响其摄食过程而饥饿致死；② 青蒿素作用于疟原虫内某种重要的蛋白质导致蛋白质失活，功能减退导致死亡；③ 青蒿素引起疟原虫的凋亡。以青蒿素类药物为主的联合疗法已经成为世界卫生组织推荐的抗疟疾标准疗法。世界卫生组织认为，青蒿素联合疗法是目前治疗疟疾最有效的手段，也是抵抗疟疾耐药性效果最好的药物，中国作为抗疟药物青蒿素的发现方及最大生产方，在全球抗击疟疾进程中发挥了重要作用。尤其在疟疾重灾区非洲，青蒿素已经拯救了上百万生命。根据世界卫生组织的统计数据，自2000年起，撒哈拉以南非洲地区约2.4亿人口受益于青蒿素联合疗法，约150万人因该疗法避免了疟疾导致的死亡。

六、"爱我你就亲亲我"——经接触传播

经接触传播，分为直接或间接接触，直接接触传播指病原体从传染源直接传播至易感者合适的侵入门户，如性传播疾病、狂犬病。特指的直接接触是性传播的疾病；间接接触传播指间接接触了被污染的物品所造成的传播，如新型冠状病毒肺炎、肝炎。

○ 风吹草动也能恐亡——100%死亡的狂犬病

对于狂犬病，大家都是闻风色变，社会上大量存在对于狂犬病的认知误区：例如打过疫苗的健康的狗也可以带病毒，而狂犬病的潜伏期很长，可达十年二十年，乃至三十年，人注射了狂犬疫苗也不一定能起保护作用，最好还要测定血清的狂犬病毒的抗体水平……因此，不少被犬猫所伤者长期处在极度恐惧中。

狂犬病是一种对人危害极大的人畜共患病，发病率很低，但死亡率位居传染病首位。发病后死亡率几乎达100%。对于狂犬病，目前尚无可

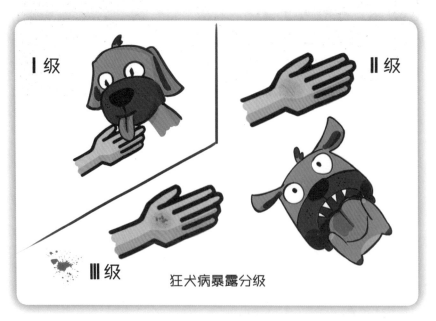

狂犬病暴露分级

以治愈的特效药，因此加强对该病的预防成为防治该病的唯一可行手段。

发展中国家的狂犬病主要传染源是病犬，由病犬传播者约占80%—90%，其次为带病毒的猫和狼。一般认为，动物发病前5天唾液中可含有病毒；发达国家野生动物如狐狸、食血蝙蝠、臭鼬和浣熊等逐渐成为重要传染源；无症状带毒的犬、猫等兽类亦有传染性。

病毒主要通过咬伤传播，也可由带病毒唾液经各种伤口和抓伤舔伤的黏膜和皮肤而侵入，少数可通过对病犬宰杀、剥皮、切割等过程而被感染，也可由染毒唾液污染外环境（石头、树枝等）后，再污染普通创面而传染，偶有因吸入蝙蝠群居洞穴中含病毒气溶胶而感染。

狂犬病毒潜伏期短的5日，最长的达6年，多数1—3个月；儿童、头面部咬伤、伤口深、扩创不彻底者潜伏期短。

根据卫生部印发的狂犬病暴露预防处置工作规范（2009版），按照接触方式和暴露程度将狂犬病暴露分为三级。

Ⅰ级：接触或者喂养动物，或者完好的皮肤被舔为Ⅰ级。

Ⅱ级：裸露的皮肤被轻咬，或者无出血的轻微抓伤、擦伤为Ⅱ级。

Ⅲ级：单处或者多处贯穿性皮肤咬伤或者抓伤，或者破损皮肤被舔，或者开放性伤口、黏膜被污染为Ⅲ级。

确认为Ⅱ级暴露者且免疫功能低下的，或者Ⅱ级暴露位于头面部且致伤动物不能确定健康时，按照Ⅲ级暴露处置。

1. 未暴露前预防：加强动物管理，控制传染源，大力宣传养狗及其他野生动物的危害；野犬应尽量管控；家犬应严格进行登记和疫苗接种；狂犬或患狂犬病的野兽应立即击毙并焚毁或深埋，严禁剥皮吃肉。

2. 暴露后去医院前处置办法——如何处理伤口：立即用肥皂水、消毒剂或单用清水反复清洗伤口，时间不低于15分钟，伤口深时要用注射器灌注反复冲洗，然后用酒精反复消毒，最后涂上碘酒；伤口不止血、不包扎、不缝合。

3. 暴露后医院评估级处置办法见下表。

狂犬病暴露后处置办法

暴露分级	与动物的接触类型	处置原则
Ⅰ级	1. 触碰或喂食动物 2. 完好的皮肤被舔	如果病史可靠，不需要处置。
Ⅱ级	1. 裸露的皮肤被轻咬 2. 无出血轻微抓伤或擦伤	伤口处理并立即接种疫苗。

暴露分级	与动物的接触类型	处置原则
Ⅲ级	1. 单处或多处贯穿皮肤的咬伤或抓伤 2. 破损皮肤被舔 3. 黏膜被污染	伤口处理并立即注射狂犬病免疫球蛋白，随后接种疫苗。

七、"治病"也能"致病"——医源性传播

○ 血液透析引起的丙肝感染事件

2019年4月12日，东台市人民医院血液净化中心一名血液透析治疗患者因出现消化道临床症状，分别于4月15日、19日送检丙肝抗体和丙肝病毒核酸检测，检测结果均为阳性。该院遂对血液透析患者进行乙肝、丙肝病原学检查，至5月12日，接受病原学检查的38例患者中有11例丙肝抗体检测结果阳性。经东台市卫健委介入调查，在该院接受血液透析治疗的全部161例患者中，共确诊丙型肝炎病毒感染患者69例。

上述这种在医护人员诊断、治疗、检查过程中，由于人为的原因造成某些传染病的传播称为医源性传播。医源性传播也可以是发生疾病的预防控制过程中，普通人群易感者在接受疾病检查时，由于所用医疗器械的消毒不严格，污染了病原体所造成的传播。通常发生此类传播的

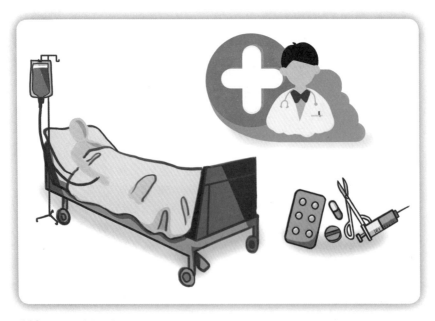

情形有如下几种：① 由于针筒、针头、采血器、导尿管等治疗、检查器械的污染引起的传播；② 由于药品与生物制品被污染所造成的传播；③ 输血或使用血液制品引起的传播。经医源性传播的传染病常见于乙肝、丙肝、艾滋病等。

经医源性传播一般具有一些相似的特征：所有发生传播的病例均是发生在诊疗过程中（如上述事例中病例均进行过血液透析治疗），通常发生在医院内；所有病例的传播均是由于使用了医护人员或院方提供的某种医疗卫生资源（血液透析机）；诊疗过程中存在管理不当、医护人员未按规定诊疗流程进行严格规范操作。

要阻止医源性传播，关键在于对诊疗过程的规范管理。从医院层面来看，要加强医院管理，严格按照诊疗规范操作流程实施，严格消毒医疗器械，避免交叉使用。从易感者角度来说，要到正规医院进行诊疗，通过正规渠道购置医药制品，谨慎使用药品、生物制品及血液制品。

八、"病妈妈"生出了"病孩子"——垂直传播

○ 曾经人人自危的乙肝病毒流行

自20世纪70年代以来，乙肝病毒在我国广泛传播，造成了大规模的交叉感染，更是带上了"乙肝大国"的帽子，到了谈乙肝色变的地步。人们第一次发现乙肝是在1964年，高翔·布伦伯格（Baruch S.

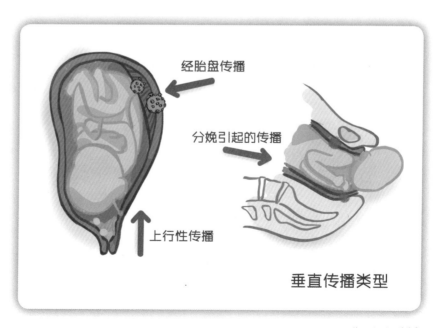

经胎盘传播

分娩引起的传播

上行性传播

垂直传播类型

Blumberg）在澳大利亚土著人中发现了乙肝病毒表面抗原。1970年观察到了完整的乙肝病毒颗粒。他由此而获得了1976年的诺贝尔生理学或医学奖。其实，乙肝病毒不是突然间出现的，而是有其古老的历史。2018年，进化遗传学家埃斯克·威勒斯列夫（Eske Willerslev）等人在2 000—4 500年前的欧亚古人类基因中发现了乙肝病毒存在的证据，表明人类感染HBV至少已有数千年历史。

　　急性乙肝患者、慢性乙肝患者和乙型肝炎病毒携带者是主要传染源，乙型肝炎病毒感染者无论在潜伏期、急性期或慢性期，其血液都具有传染性。因此，慢性患者和病毒携带者作为传染源应引起足够重视。乙肝病毒主要的传播途径是血液传播，其次是母婴传播、密切接触传播和医源性传播。带乙型肝炎病毒的产妇在分娩前后及分娩过程中可将病毒传染给新生儿，母乳喂养也可导致母婴传播。母婴传播途径在中国占很大比重，慢性乙型肝炎患者中，40%—50%的患者均来源于母婴传播。乙肝病毒的传染性很强，因此日常的清洁消毒非常重要。普通家居环境可用煮沸消毒法杀灭病毒，即100℃的温度下煮沸15—20分钟，可将乙肝病毒杀灭，这对食具、浴巾、衣服的消毒比较适宜。有条件的可以采用高压蒸汽消毒，用压力蒸汽灭菌器103—137 kPa，121.3℃，15—20分钟，即可达到彻底杀灭乙肝病毒的效果。无法蒸煮的物品，可采用日光暴晒6小时以上杀灭病毒。

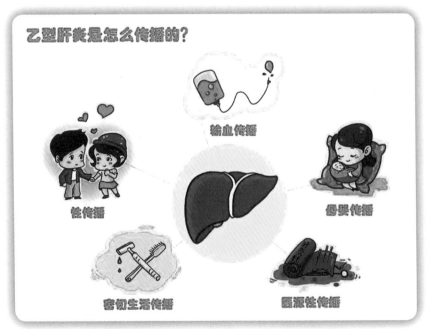

乙肝的传播途径

人体与微生物可以说是一种共生的关系，所以母亲在妊娠或分娩期间，母体带有的好的或坏的微生物也会一并传给后代。垂直传播或称母婴传播，是指病原体通过母体传给子代的传播。一般分为经胎盘传播、上行性传播和分娩引起的传播三种，具体如下：① 经胎盘传播是指受感染孕妇体内的病原体可经胎盘血液使胎儿引起宫内感染，但并非所有感染的孕妇均可引起胎儿感染。可使胎儿感染的病毒有：风疹病毒、水痘病毒、麻疹病毒、肝炎病毒、脊髓灰质炎病毒、柯萨奇 B 族病毒（手足口病病原体之一）、腮腺炎病毒及巨细胞病毒等。② 上行性传播是指病原体经孕妇阴道通过宫颈口到达绒毛膜或胎盘引起胎儿宫内感染，例如葡萄球菌、链球菌、大肠杆菌、白色念珠菌等。③ 分娩时引起传播是指胎儿从无菌的羊膜腔内产出而暴露于母亲严重污染的产道内，胎儿的皮肤、黏膜、呼吸道、肠道均可遭受病原体感染，例如淋球菌、疱疹病毒等。相对于上述的病原微生物的侵袭，胎儿从母体获得的更多的是有益微生物环境和免疫保护。

第三部分

人类在如何反击传染病

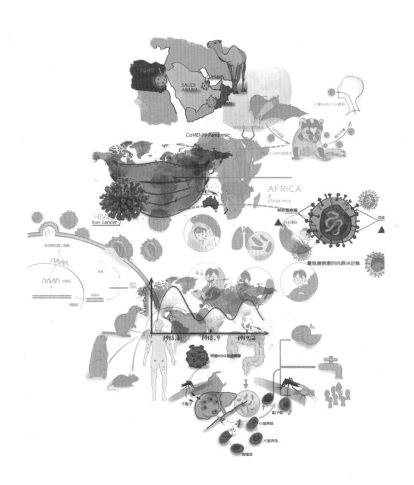

1

我的免疫系统脆弱吗

传染病在人群中流行必须具备传染源、传播途径和易感者三个环节，任何一个环节的变化都可能影响传染病的流行和消长。隔离传染源、切断传播途径、保护易感人群是人类在对抗传染病的过程中总结出的三大法宝。

一、谁是传染病的易感者

对某种传染病病原体缺乏特异性免疫力而易受感染的个体（或人群）被称为易感者（或易感人群）。比如新冠病毒肺炎，因为是一种新病毒，人群都不具有免疫力，人人都是易感者，所以造成了世界范围的大流行。

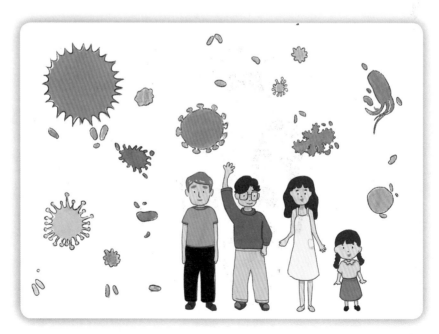

流行病学中也把人群作为一个整体对传染病的易感程度称为人群易感性，它是影响传染病流行的一个非常重要的因素。人群易感性的高低取决于该人群中易感者所占的比例，一般而言，在引起传染病流行的其他条件不变的情况下，人群易感性高则传染病易于发生和传播。

二、易感人群变化与传染病的流行

人群中易感者比例越大，则人群易感性越高，而人群免疫力恰好与之相反。人群免疫力是指人群对于传染病病原体的侵入和传播的抵抗力，可以用人群中免疫人口所占比例来衡量。

当人群免疫力足够高时，大量免疫者分布在传染源周围，形成有效的免疫屏障，对易感者起保护作用，从而阻断或终止传染病的流行。英国在新冠病毒肺炎流行之初采取的"群体免疫"就是基于这个原理，希望当全人群中有60%的个体获得免疫力就能形成保护屏障，但实际证明这个策略在此次新冠流行的控制中是失败的。

（一）能使人群易感性降低的常见原因有哪些

1. 预防接种：对易感人群实施人工免疫是降低人群易感性最积极的方法。根据疫情监测和人群免疫状况，按照规定的免疫程序对易感人群进行预防接种，可有效提高人群的特异性免疫力，但有些传染病人工免

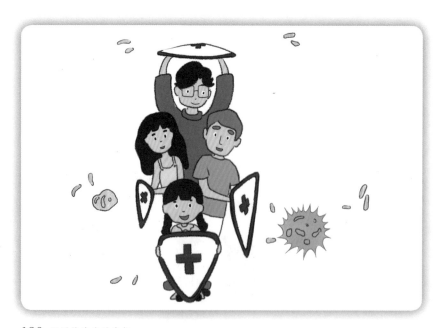

疫所获得的免疫力不能维持终身，故对易感人群必须有计划地进行免疫接种。

2. 传染病流行后免疫人口增加：一次传染病流行之后，有相当数量的易感者因患病或隐性感染而获得免疫力，使人群在传染病流行后的一段时间内对该病的易感性降低。但不能依靠这种方式来降低发病率，因流行后传染源数量增多，有时反而会促进该病传播，此外传染病的病后或隐性感染后免疫力的强弱及持续时间因病种而异。

（二）引起人群易感性升高的常见原因包括哪些

1. 新生儿增加：出生后6个月以上未经人工免疫的婴儿，对许多传染病均易感，因其源自母体的抗体逐渐消失，而获得性免疫尚未形成。但对某些传染病（如白喉、百日咳等）6个月以下的婴儿也易感。

2. 易感人口迁入：某些疾病流行区的居民因患病或隐性感染可获得特异性免疫力，但当缺乏相应免疫力的非流行区居民迁入时，会导致流行区的人群易感性增高。

3. 免疫人口减少：包括人群免疫力自然消退和免疫人口死亡。有些传染病如天花、麻疹等流行后或预防接种后人群可长期免疫，有些可获得终身免疫力，但一般传染病病愈后或人工免疫后，其免疫力会随时间而自然消退，最后又变成易感者；或者获得免疫力的人口死亡后，人群易感性也会升高。

4. 新型病原体出现或病原体变异：当新型病原体出现或某些病原体发生变异之后，由于人群普遍缺乏免疫力，会引起人群易感性增高。就比如新冠病毒肺炎的流行，人群普遍易感，且老年人及有慢性基础疾病者感染后病情较重。

三、该怎么保护你——易感者

当传染病疫情发生时，对易感者采取有效的保护措施，可以有效控制疾病的流行。

（一）预防接种

预防接种是提高机体免疫力的一种特异性预防措施，是预防、控制、消灭传染病经济、有效、重要的措施之一。预防接种的方法包括主

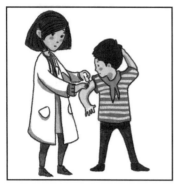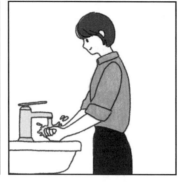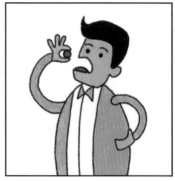

动免疫和被动免疫。人工主动免疫是有计划地对易感者进行疫苗接种，接种后免疫力在1—4周内出现，可持续数月至数年。人工被动免疫是指紧急需要时的应急预防接种，如注射抗毒血清、丙种球蛋白、胎盘球蛋白、高效免疫球蛋白等，注射后免疫力迅速出现，如注射丙种球蛋白对预防麻疹、甲型肝炎、流行性腮腺炎等有一定效果，但被动免疫获得的免疫力是短期的，一般维持1至2个月即会消失。

（二）药物预防

对某些有特效防治药物的传染病，在传染病流行时对曾接触过传染源或可能受到传染而处于潜伏期的人，采取药物预防可作为一种应急预防措施。如艾滋病高危接触后短时间内服用的阻断药物，可以有效阻断艾滋病病毒感染；疟疾流行时给易感者服用乙胺嘧啶、氯喹或伯氨喹等抗疟药；用异烟肼预防结核病；用青霉素或磺胺药物预防猩红热。但药物预防作用时间短、效果不巩固，易产生耐药性。

（三）个人防护

在传染病流行时，养成良好的个人卫生习惯和行为，加强个人防护措施对预防感染有着重要作用。如使用安全套可以有效地预防性传播疾病和艾滋病的传播；使用蚊帐、驱蚊水可预防疟疾、乙脑等虫媒传染病；在流感等呼吸道传染病流行的季节，尽量避免到人群密集的场所，勤洗手多通风，外出时佩戴口罩等。

四、人体免疫系统是如何工作的

免疫系统是机体执行免疫应答及免疫功能的重要系统，它是伴随

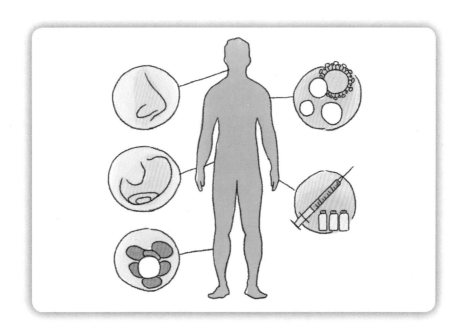

着生物种系的发生和发展过程逐步进化而建立起来的。人体免疫系统作为防卫病原体入侵的最有效的武器，能发现并清除外来异物，保护机体的健康，但其功能亢进也会对自身器官或组织产生伤害。接下来，让我们一起去揭秘免疫系统的奥秘，看看这个人体的安全卫士是如何工作的。

（一）免疫系统的组成和分工

作为一套精良的有组织的对抗侵入病毒和细菌的防御系统，免疫系统如同国防部，负责对入侵者的打击；又像情报部，有通风报信和档案储存结构；对待伪装的新犯罪分子，还行使安全部的保安职能。

具体来说，免疫系统由免疫器官、免疫细胞和免疫分子组成，根据其功能不同可将整个系统分成3个组织层次：即中枢免疫器官、外周免疫器官和免疫细胞。

1. 中枢免疫器官：又称一级免疫器官，包括骨髓、胸腺、鸟类法氏囊或其同功器官。中枢器官主导免疫活性细胞的产生、增殖和分化成熟，对外周淋巴器官发育和全身免疫功能起调节作用。如果把免疫系统比作一个战斗部队，骨髓就是整个部队的兵源地，所有的免疫细胞都诞生于此。胸腺则是一个培训中心，主要负责培训T细胞成熟并且保持T细胞战斗力。

2. 外周免疫器官：包括淋巴结、脾和黏膜相关淋巴组织等。淋巴结是一个兵站，驻守着大批免疫细胞，是免疫细胞聚集和免疫应答发生的场所。脾脏是一个大型储血站和大型兵营，负责储存血液，另有大批免疫细胞在此长期驻守。

3. 免疫细胞：免疫细胞又可以分为以下三大类。

（1）第一类是指在免疫应答过程中起核心作用的免疫活性细胞，即淋巴细胞，主要包括T细胞和B细胞。这两种免疫细胞就像两个不同的兵种，各有分工。辅助性T细胞作为传令兵，主要处理巨噬细胞交过来的抗原，然后释放各种白介素促进B淋巴细胞和效应T细胞分化，并增强其免疫反应。效应T细胞作为主要作战的特种兵，使用穿孔素在靶细胞（病原体感染的宿主细胞或肿瘤细胞）的细胞膜上开个洞，然后把颗粒酶注入，杀死靶细胞或是与靶细胞特异性结合使靶细胞程序性死亡，还可以释放一些干扰素增强免疫反应；抑制性T细胞作为纠察部队，主要依靠分泌抑制性T细胞因子来削弱辅助性T细胞的功能，进而敲打这群家伙，让它们能收敛一点，不要太沉迷于战斗，免疫性疾病可能与抑制性T细胞被抑制有关。B淋巴细胞作为导弹部队，在抗原刺激下，分化成浆细胞，合成和分泌免疫球蛋白，主要执行体液免疫、特异性的识别和清除外源入侵的细菌或病毒。

（2）第二类是指在免疫应答过程中起辅佐作用的树突状细胞、巨噬细胞和自然杀伤性细胞。树突状细胞作为侦察兵，捕捉吞噬各种抗原信息然后交给T细胞和B细胞等直接免疫反应的细胞，效率很高。巨噬细胞是战场的清道夫，吞噬细菌、病毒和真菌孢子，清理衰老或凋亡的细胞，癌细胞它也吃，吃掉之后处理一下把抗原交给辅助T细胞。自然杀伤细胞作为武警部队，主要对付一些穷凶极恶的对手，如肿瘤细胞和病毒宿主细胞，不需要像效应T细胞那样要靠抗原刺激才肯战斗，但是其杀伤效果要低于效应T细胞。

（3）第三类是指单纯参与免疫效应的其他免疫细胞，如中性粒细胞、嗜酸性粒细胞、嗜碱性粒细胞及组织中的肥大细胞。中性粒细胞是非特异性免疫的警察部队，主要靠吞噬作用吞噬病原体，然后用各种酶把病原体消化，但是在消化过程中很容易把自己也毒死，构成脓液；另外这种细胞在感冒时会让自身被感染，然后自杀变成鼻涕，把大量病毒排出体外。嗜酸性粒细胞作为喷火兵，含有嗜酸性颗粒，对细菌和寄生虫有杀伤作用，另外可以增强炎症反应，引起组织细胞损伤和细胞肥大。嗜碱性粒细胞作为"海关警署"，主要打击外来不明身份者，比如各种过敏原。

由此可以看到免疫系统中各层次不同类型的组织与细胞有着不同分工和职责，通过淋巴细胞再循环和各种免疫分子将各部分的功能协调统一起来。与机体的其他系统一样，免疫系统虽有着一系列的内部调节机制，但不是完全独立运行，而是与其他系统互相协调，尤其是受神经体液调节，又可进行反馈影响，共同维持机体的生理平衡。

（二）免疫系统三道防线

我们的环境中存在着大量的病原微生物，由于我们自身具有强大的免疫系统，这些病毒入侵人体要使我们生病其实是很困难的。病毒侵袭我们人体需要突破三大免疫防线。

1. 第一道防线：皮肤和黏膜。

这道防线在我们身体和器官的最表层，是一道天然的屏障，大多数的细菌在这里就被拒之门外。同时，皮肤和黏膜的分泌物（如乳酸、脂肪酸、胃酸和酶等）有杀菌的作用，能把攻城的敌人（细菌）消灭一大部分。

2. 第二道防线：快速部队，医学上称为非特异性免疫，主要由人体皮肤、黏膜下和体液中的吞噬细胞组成。

当一部分细菌、病毒乘虚而入，进入人体后，免疫细胞中的吞噬细胞（如巨噬细胞、中性粒细胞、天然杀伤细胞和树突状细胞）会首先进行阻击，直接将它们吞掉。此外，树突状细胞作为"情报员"将这些信号收集起来报告给第三道防线的"特种部队"进行精准打击。

前两道防线是人类在进化过程中逐渐建立起来的天然防御功能，特点是人人生来就有，不针对某一种特定的病原体，对多种病原体都有防御作用，因此叫作非特异性免疫（又称先天性免疫）。

3. 第三道防线：特种部队，医学上称为特异性免疫。主要由免疫器官（胸腺、淋巴结和脾脏等）和免疫细胞（淋巴细胞）组成。

从树突状细胞获得病原体信息的B细胞可以产生大量特异性抗体，这些抗体会部署到靶器官、血液和其他体液，见到病原体就发起精准攻击。而T细胞则直接被派遣到作战区域，识别并清除感染受损的细胞及内部病毒。另外一部分应战的T细胞和B细胞最终分化为记忆细胞，以便下次相同病原体来袭时迅速应战，保证机体不会二次感染。第三道防线是人体在出生以后逐渐建立起来的后天防御功能，特点是出生后才产生的，只针对某一特定的病原体或异物起作用，因而叫作特异性免疫（又称后天性免疫）。

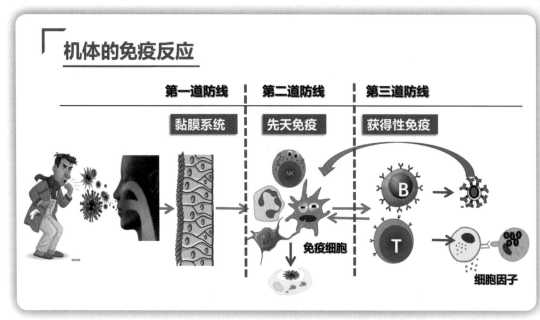

机体的免疫反应

第一道防线	第二道防线	第三道防线
黏膜系统	先天免疫	获得性免疫

免疫细胞

细胞因子

人体免疫系统的三道防线

　　每个人三道防线的力量强弱都不同，也就是我们所说的免疫力不同。健康的免疫系统可以战胜病原体的入侵，大部分感染者也会自愈。但是人体的免疫功能会随着年龄的增长而下降，这是多个因素共同作用的结果。其中先天因素是次要，后天因素才是主要的，包括环境、饮食、生活习惯、疾病等。因此，在日常生活在中，注意提升自身的免疫力尤为重要。

2

疫苗是对抗传染病的终极武器吗

一、疫苗——是如何诞生的

18世纪末的英国医生爱德华·詹纳注意到感染过牛痘病毒的挤奶女工不会感染天花，于是通过实验证明了牛痘病毒接种可以有效预防天花病毒感染。法国科学院院士路易·巴斯德为了纪念詹纳于1881年提议根据拉丁语Variolae Vaccinae（牛痘）将这种预防接种制剂命名为Vaccine（疫苗），并将这一过程命名为Vaccination（疫苗接种）。在此后的两百多年里，科学家们相继发明了针对狂犬病、结核病、脊髓灰质炎等几十种传染性疾病的疫苗。那么什么是疫苗？它是如何被研制出来的？又是怎么工作的呢？接下来，让我们一起揭开疫苗神秘的面纱。

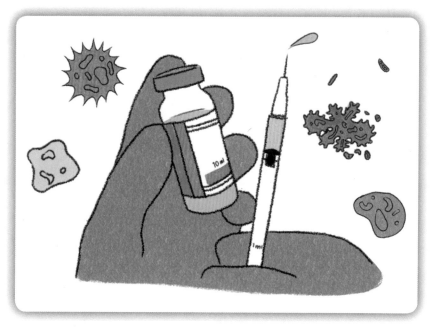

（一）疫苗的概念

疫苗一般是指由病原微生物、寄生虫及其组分或代谢产物所制成的、用于人工自动免疫的生物制品。疫苗接种后可刺激免疫系统发生免疫应答，产生抵抗特定病原微生物（或寄生虫）感染的免疫力，从而预防疫病。根据功能可分为细菌性疫苗、病毒性疫苗、寄生虫疫苗、治疗性疫苗（肿瘤、过敏和一些传染性疾病）、生理调控疫苗（如促进生长和控制生殖等），等等。

（二）传统疫苗的种类

由细菌、病毒、支原体等完整微生物制成的疫苗，称为常规疫苗/传统疫苗。传统疫苗按其病原微生物性质分为活疫苗、灭活疫苗、类毒素。

1. 活疫苗

活疫苗是通过自然筛选或人工诱变获得免疫原性良好的弱毒株所制成的疫苗。例如布鲁氏菌病活疫苗、猪瘟活疫苗、鸡马立克氏病活疫苗（Ⅱ型）等。活疫苗的优点：① 免疫效果好。活疫苗在体内有一定的生长繁殖能力，机体犹如发生一次轻微的感染，所以活疫苗用量较少，而机体所获得的免疫力比较坚强而持久。② 接种途径多。可通过滴鼻、点眼、饮水、口服、气雾等途径，刺激机体产生免疫。活疫苗的缺点：① 可能出现毒力返强。活疫苗弱毒株由于反复接种传代，可能出现病毒返祖现象，造成毒力增强。② 贮存、运输要求条件较高。③ 免疫效果受机体用药状况影响。活疫苗接种后，疫苗毒株在机体内有效增殖，才能刺激机体产生免疫保护力，如果在此期间用药，就会影响免疫效果。

2. 灭活疫苗

灭活疫苗是选用免疫原性良好的细菌、病毒等病原微生物经人工培养后，用物理或化学方法将其杀死（灭活），使其传染因子被破坏而仍保留其免疫原性所制成的疫苗。灭活疫苗的优点：① 安全性能好。一般不存在散毒和毒力返祖的危险。② 易于贮藏和运输。灭活疫苗的缺点：① 接种途径少。主要通过皮下或肌肉注射进行免疫。② 产生免疫保护所需时间长，通常需2—3周后才能产生免疫力，故不适于用作紧急预防免疫。③ 疫苗吸收慢，注射部位易形成结节。

3. 类毒素

类毒素是指将细菌在生长繁殖中产生的外毒素，用适当方法（如甲醛溶液处理后）消灭其毒性，而仍保留其免疫原性，称为类毒素。类毒素产品注入机体后吸收较慢，可较久地刺激机体产生高滴度抗体以增强免疫效果。如破伤风类毒素，注射一次，免疫期1年，第二年再注射一次，免疫期可达4年。

（三）疫苗家族的新成员

随着生物科技的发展，利用分子生物学、生物工程学、免疫化学等技术研制的新型疫苗不断问世，主要包括基因工程亚单位疫苗、合成肽疫苗、基因工程活载体疫苗、核酸疫苗（DNA疫苗）等。

1. 基因工程亚单位疫苗是指将病原微生物中编码保护性抗原的基因，通过基因工程技术导入工具细胞中，使该抗原高效表达后制成的疫苗。目前由于其免疫原性较弱，达不到常规疫苗的免疫水平，且生产工艺复杂，没有被广泛使用。

2. 合成肽疫苗是指根据病原微生物中保护性抗原的氨基酸序列，人工合成免疫原性多肽并连接到载体蛋白后制成的疫苗。该类疫苗性质稳定，无病原性，能够激发机体的免疫保护性反应，而且可将具有不同抗原性的短肽段连接在一起构成多价苗。但其免疫原性较差、成本昂贵。合成肽疫苗最早用于口蹄疫病毒疫苗研究。

3. 基因工程活载体疫苗是指将病原微生物的保护性抗原基因，插入到基因工程病毒疫苗载体中，利用这种能够表达该抗原但不影响载体抗原性和复制能力的重组病毒或质粒制成的疫苗。该类活载体疫苗具有容量大、可以插入多个外源基因、应用剂量小而安全、能同时激发体液免疫和细胞免疫、生产和使用方便、成本低等优点，是目前生物工程疫苗研究的主要方向之一，且已有多种产品成功地用于生产实践。

4. 核酸疫苗是指用编码病原体有效免疫原性成分的基因与细菌质粒构建的重组体。用该重组体可直接免疫机体，该重组体进入宿主细胞后表达的保护性抗原能够诱导机体特异性免疫应答反应。

mRNA疫苗是目前比较新颖的一种，体外合成病毒的相关序列mRNA，将mRNA传递到人体细胞内，这种直接注射mRNA的方法能够通过表达特定蛋白并刺激免疫系统产生免疫反应和记忆效应。mRNA的作用机理使它就像一份菜单一样，只要你编好RNA序列，就可以将细胞变成小型的药物工厂，mRNA引导细胞自己产生特定蛋白发挥系统药效。相比传统疫苗，mRNA的安全性和时间成本更有优势，是目前研发进展最快的一类新型疫苗，在此次新冠病毒疫苗研发中大放异彩。

（四）疫苗的工作原理

当疫苗接种到机体后，刺激免疫系统，机体的抗原递呈细胞将疫苗进行处理、加工和递呈给特异性淋巴细胞（T和B淋巴细胞），然后淋巴细胞对疫苗识别、活化、增殖、分化，最后产生免疫效应分子（抗体和细胞因子）及免疫效应细胞，并最终将疫苗从动物机体中清除，这个过程称为免疫应答。

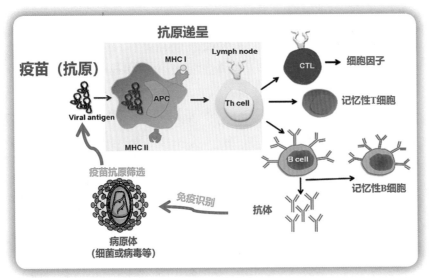

疫苗的工作原理

免疫应答有三大特点：

一是特异性，即我们用什么样的疫苗只能产生针对这种疫苗的免疫效应分子和免疫效应细胞。二是具有一定的免疫期，就是当我们用疫苗免疫动物后，刺激体内产生的免疫应答会在一定的时期内保护动物不受这种病原的侵袭，不同的疫苗免疫保护期限不同，从数月至数年，甚至终身。三是具有免疫记忆，在疫苗刺激动物机体产生免疫应答的过程中，产生了一类细胞叫免疫记忆细胞，这种细胞具有记忆能力，能识别与注射的疫苗相同的抗原。

接种疫苗就是运用免疫应答的三大特点，使免疫机体免受病原的侵袭。

（五）疫苗的制作过程

疫苗的制作并不复杂，一般包括三个步骤：种子毒株筛选、动物模型安全性和有效性试验、安全性和有效性的临床试验。

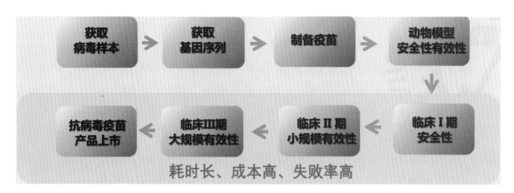

| 获取病毒样本 | → | 获取基因序列 | → | 制备疫苗 | → | 动物模型安全性有效性 |

| 抗病毒疫苗产品上市 | ← | 临床III期大规模有效性 | ← | 临床II期小规模有效性 | ← | 临床I期安全性 |

耗时长、成本高、失败率高

疫苗制作的一般过程

前面两个步骤所需时间短，一般几个月时间就可获得有效的制剂。不过，如果用在人体上，那必须要进行人体安全性试验、药效试验等，最后才可大规模应用，这个过程耗时长、成本高、失败率高。上述三个阶段完成后，疫苗才可以申请生产许可证。获得生产许可证之后疫苗才能大批量生产。但为了保证疫苗的万无一失，有关部门对上市后的疫苗还要进行质量监控。

二、免疫规划——人群的保护伞

疫苗是人类选择对付疫病的安全有效的手段。疫苗是生化制品、防疫制品。打个比喻，我们大家都在流行病等各种病毒的"枪林弹雨"中

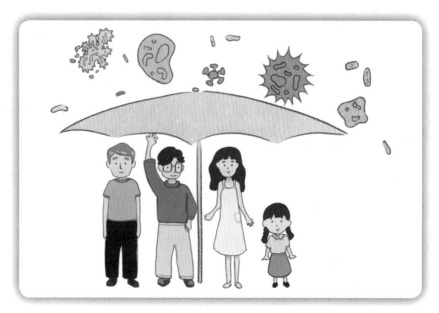

裸奔，而接种疫苗就相当于给我们穿了一件"防弹衣"，减少被流行病和各种病毒命中的概率，减少疾病的伤害，它的价值就在这里。

1974年，世界卫生组织提出在全球实施扩大免疫规划（EPI），包含两方面的内容，一是要提高接种率，扩大免疫接种的人群；二是要逐步推广使用安全、有效的新疫苗，扩大使用疫苗的种类。我国政府积极响应世界卫生组织号召，并结合当时我国计划经济体制下卫生防疫工作的实际，于1978年提出了儿童计划免疫的概念。

目前我国预防接种工作已经有了很大的发展，为适应我国预防接种工作发展需求，并与国际接轨，我们引入了免疫规划的概念。免疫规划是指根据国家传染病防治规划，使用有效疫苗对易感人群进行预防接种所制定的规划、计划和策略。免疫规划的内涵和外延比计划免疫更宽泛，一方面要不断将安全有效的疫苗纳入国家免疫规划，另一方面要扩大预防接种的受益人群。因此，免疫规划是对儿童计划免疫的完善与发展，有利于更好地控制疫苗可预防的传染病。

国内现有的疫苗按照付费情况分为两类：一类疫苗和二类疫苗。一类疫苗目前包括11种疫苗，覆盖12种疾病，是由国家支付疫苗费用，全部儿童都要注射的，所以又被称作"计划免疫类疫苗"。二类疫苗也很重要，二类疫苗是由家长支付疫苗费用的，又称"计划免疫外疫苗"，包括风疹、麻腮风三联、水痘、肺炎球菌、流感、甲肝疫苗等，有三四十种。

中国疾病预防控制中心免疫规划首席专家王华庆指出，我国从开始开展儿童计划免疫工作，至今已整整40年，覆盖了12种疫苗可预防疾病。从4苗防6病到14苗防15病，我国终结了天花，实现了无脊髓灰质炎状态，控制了乙肝、麻疹、白喉、百日咳、破伤风、乙脑等疾病。

事实上，我国1978年开始实施计划免疫以来，通过普及儿童免疫，疫苗接种的普及直接或间接挽救了无数生命，极大地降低了传染病发病率和死亡率。卫健委《免疫规划40周年问题答复》中也指出我国疾病防控效果显著。2000年，我国通过无脊髓灰质炎的论定；推广新生儿乙肝疫苗接种后，小于5岁儿童乙肝病毒表面抗原携带率从1992年的9.67%降至2014年的0.32%，乙肝表面抗原携带者与1992年相比下降了97%。

三、疫苗犹豫——2019年全球健康面临的十大威胁

当今世界面临多重健康挑战，世界卫生组织将疫苗犹豫列为2019

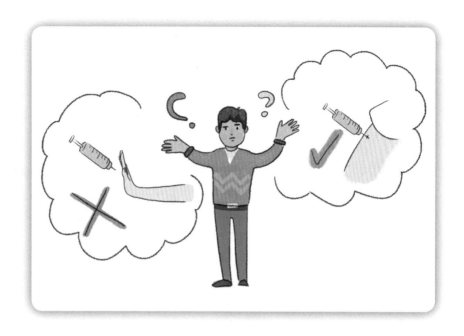

年全球卫生面临的十大威胁之一。疫苗犹豫影响疫苗的接种率，破坏免疫规划的成果，影响人群的健康，因此各国越来越重视疫苗犹豫。

2012年世界卫生组织免疫策略委员会疫苗犹豫工作组成立，通过工作组研讨后决定将普遍存在的拒绝接种疫苗或延迟接种疫苗的现象描述为"疫苗犹豫"，并且进行了定义，即"疫苗犹豫是指在疫苗服务可及的情况下拒绝或延迟接种疫苗。疫苗犹豫十分复杂且具有环境特异性，随着时间、地点、疫苗而变化，受信任度、自满度和疫苗服务便利性等因素的影响"。

疫苗接种率必须达到高水平才能防止大规模传染，疫苗犹豫对麻疹等高传染性疾病的防控有巨大负面影响。导致这种"人祸"的原因之一，是有反疫苗人士劝说普通民众不要接种疫苗。在2014年美国发生的事件中，这些人除了进行游行外，还阻止自己的家人接种疫苗，其后果是一大批未接种疫苗的普通人患上了麻疹（其中大多数是幼儿），让当地原本在2000年就被宣布消灭的病毒——麻疹病毒卷土重来。

2014年12月—2015年2月，美国加州地区麻疹暴发，两个月内发生110例麻疹病例，其中49例未接种麻疹疫苗。符合接种条件但未接种的患者37例，其中28例故意不接种疫苗。美国疾病预防控制中心数据显示，2017年美国11个州和地区的麻疹、腮腺炎和风疹的联合疫苗覆盖率＜90%。截至2019年8月，美国30个州确诊麻疹病例1 203例。美国疫苗犹豫现象至少影响了1/4—1/3的美国儿童接种疫苗。

疫苗犹豫现象与反疫苗运动关系紧密。既往和现在的反疫苗运动不断影响着普通民众对疫苗的信心。虽然疫苗被认为是人类最具有健康意义的成就之一，但是自18世纪末爱德华·詹纳发明牛痘以预防天花开始，反对疫苗的声音就存在并延续至今。直到20世纪40年代，反疫苗运动浪潮才有所减退。广泛的新生儿和婴幼儿疫苗接种并未持续很久，20世纪70年代中期英国发表的一篇报告指称，有36名儿童在注射DTP后出现了严重的神经系统疾病，由此反疫苗运动再次高涨。20世纪末至21世纪初，英国医生安德鲁·韦克菲尔德伪造数据并于《柳叶刀》发表了一篇文章，将麻疹、腮腺炎和风疹的联合疫苗与炎症性肠病和自闭症联系起来，引起社会轩然大波。虽然该篇文章已经被撤回，但这一谬论却被当时的学术界和医学界普遍认可，遂引发大规模的反疫苗运动。

一些发达国家在新闻报道、电视访谈和热门文章中大肆传播百日咳疫苗接种计划安全性的争议，导致这些国家的百日咳发病率比保持高疫苗覆盖率的国家高出10—100倍。有调查显示，16%的网民在线搜寻疫苗信息，70%的网民利用网络信息指导接种决策，网络上虚假的疫苗信息是导致疫苗犹豫的一大因素。

大家千万别觉得中国可以在这个"反疫苗"运动中隔岸观火。原因有三：第一，在两年前，中国也有一群假冒中医反对接种疫苗的反智群体。第二，群体免疫效应。所有人都接种疫苗的时候，大多数人身体都会产生针对病原体的抗体，可以免受病原体的侵袭。如果这时候有人不幸被感染，但是由于他周围的大多数人都接种了疫苗，就会形成一个免疫屏障，阻断该传染病在人群中的传播，这就是群体免疫。像"见面传"麻疹这种病传染性极强，接种麻疹疫苗的人口需要占总人口的95%以上才能杜绝麻疹的传染。第三，病毒变异。除类病毒外，病毒是所有生命体中最简单的成员，它的遗传密码或基因组主要集中在核酸链上，只要这种核酸链发生任何变化都会影响它们后代的特性表现；更重要的是病毒繁殖太快了，可能在很短的时间内就繁殖了数百代，中间还有各种基因突变和变异，导致出现各种病毒变种。例如，禽流感就有H5N1、H7N1、H7N2、H7N3、H7N7、H9N2和H7N9这么多种能感染人类的变种。

总之，不论那些鼓吹"疫苗有害"，呼吁家长不要给孩子打疫苗的人出于什么动机，他们都是在不折不扣地作恶。

四、血浆疗法——真的有效吗

血浆疗法的全称为"恢复期血浆治疗",属于被动免疫治疗的一种。在病原体被清除后,能特异性识别并帮助机体清除病原体的抗体,还会在人体内存在一定时间。因此理论上从康复者的血液里获得这些抗体,再注射给重型、危重型患者,有可能帮助患者战胜病毒。早在19世纪末,就有研究者发现血浆疗法对于治疗白喉和破伤风有效。近年来,在帮助人类对抗SARS、H1N1、H5N1与埃博拉等病毒感染时,血浆疗法也发挥过作用,效果差强人意。在此次新冠病毒肺炎患者临床

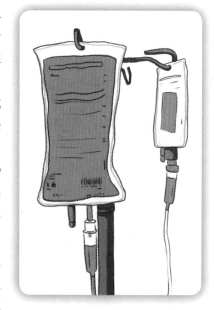

治疗中,恢复期血浆治疗已经被正式列为重型和危重型病例的治疗方法。血浆疗法真的有效吗?它的工作原理又是什么呢?

(一)血浆疗法的工作原理:抗原—抗体反应

血浆疗法和平常的输血是有区别的。传统输血采集的是全血,输血的时候主要依靠血细胞(如红细胞、血小板)发挥救治功能。血浆疗法采集的是离开血管的全血经过抗凝处理和离心沉淀后,所获得的不含细胞成分的液体,其中富含血浆蛋白和各种抗体。机体对付病毒的一个重要机制就是产生抗体,与病毒结合,然后杀灭病毒。抗体按作用机制可分为两类:中和性抗体和非中和性抗体。血浆里的非中和性抗体可能起到反作用,尤其是在病程的后期,加剧炎症风暴。血浆里的中和性抗体是治疗最需要的抗体。对于新冠病毒肺炎来说,患者在被病毒感染后,自身免疫系统会针对新型冠状病毒出现免疫应答,产生相应的特异性抗体,当这些新冠病毒特异性抗体具备足够规模时,就有可能战胜体内的新冠病毒,因此,血浆疗法的本质还是抗体治疗。鉴于血浆采集是成熟的单纯采集、血细胞还原输回体内的方法,且血浆输注属于常规医疗护理,因此该方法具有可行性。根据目前获得的治疗数据,康复者血浆治疗对体内仍有病毒存在的部分患者是非常有效的,临床指标和症状

都有一些改善。

（二）血浆疗法的操作流程

为了规范康复者血浆治疗，国家卫健委办公厅和中央军委后勤保障部卫生局共同下发了《新冠肺炎康复者恢复期血浆临床治疗方案》，目前已更新为"试行第二版"。首先，捐献者需要被确诊新冠病毒感染，经医院治疗康复出院，出院时间达到一周以上；年龄在18岁至55岁，无重大疾病史。存在免疫系统疾病的人、儿童、老年人不适合捐献血浆。其次，确认的捐献者血浆含高效价新冠病毒特异性抗体，然后对血浆进行多项指标检测（包括HAV、HBV、HCV、HIV与TP等5种病原体筛查、生化指标ALT与血型检测，以及22种呼吸道系统、5种消化道系统及5种泌尿生殖系统病原体检测）。最后需要对血浆进行病毒灭活处理。

（三）血浆疗法的困境和风险

血浆疗法在临床上面临诸多的困难：① 采集血浆的合格率。《新冠肺炎康复者恢复期血浆临床治疗方案（试行第二版）》中明确要求血浆IgG抗体定性检测呈反应性且160倍稀释后仍为阳性反应。② 康复者血浆采集的时机。分析新冠病毒IgG抗体的产生规律选择合适的采集时机非常重要。③ 康复者血浆输注的时机。接受血浆治疗的时机最好在发病10天内、机体尚未产生IgG抗体时，此时被动输入高水平高亲和的IgG中和病毒，能提高体液免疫的应答，避免炎症风暴的发生；而一旦患者体内发生了炎症风暴，那么患者的心脏、肝、肾等器官受损功能衰竭，这个时候如果再输入抗体，可能会加速炎症风暴，加重脏器的损害。④ 康复者血浆输注的剂量。要确定康复者血浆抗体滴度大于多少就可能具有疗效，输注剂量还需考虑是否应与血浆抗体及患者体内的新冠病毒核酸拷贝数相关。

血浆治疗存在一定风险，不建议轻症患者使用；对于重症患者而言，这是一个必要的选择，它的风险远小于收益；对垂危病人而言，这种治疗作用有限。用于重症病人时也需谨慎，因为重症病人体内启动的炎症风暴，会导致各个器官功能的衰竭。这时候处理的问题已经不是控制病毒感染，而应该抑制免疫过度反应。此外，由于血清成分复杂，血清中可能含有其他潜在危险病源。另外，由于免疫系统的复杂性，输入的他人血浆，存在一系列不确定的因素，可能会加剧处于病程后期病人的机体损伤，使血浆疗法试验难以进行科学的验证和论证。

因此，血浆治疗一定要辩证地使用，选择合适的时机、合适的人群。在没有更好的治疗手段情况下，血浆治疗可说是最后一道防线，是救命稻草，不能神化，不要看作神药。

五、群体免疫——"新冠"热词的是是非非

2020年3月11日，世界卫生组织宣布新型冠状病毒为全球性大流行传染病。截至3月18日11时，全球已有163个国家或地区发现确诊病例，累计确诊超过19万人。3月初，英国首相鲍里斯·约翰逊（Boris Johnson）推出英国抗击疫情的计划，包括控制（Contain）、延迟（Delay）、科研（Research）和缓和（Mitigate）。3月12日，英国首相宣布英国疫情进入下一阶段——延迟。3月13日，英国政府首席科学顾问帕特里克·瓦兰斯（Patrick Vallance）在接受媒体采访时提及"群体免疫"，即当大约60%的英国人口感染新冠病毒时，将形成群体免疫力，对此引发了大量的争议。那么"群体免疫"究竟是什么意思，它又有什么样的理论基础和实际意义？

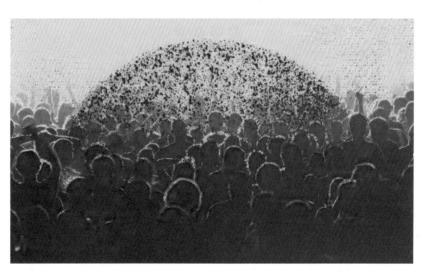

新冠疫情中的
"群体免疫"

（一）什么是群体免疫？

群体免疫（Herd Immunity）指人群或牲畜群体对病毒传染的抵抗力。这一概念最早于1923年由威廉·怀特曼·卡尔顿·托普利（William Whiteman Carlton Topley）和格雷厄姆·塞尔比·威尔森（Graham Selby Wilson）在他们的书《细菌感染的传播：畜群免疫的问

题》(*The spread of bacterial infection: the problem of herd immunity*）中提出。即当人群中有足够数量的人口对某种病原体具有免疫力，就可以降低患病者和易感人群之间有效接触的可能性，从而获得群体免疫力。换言之，群体免疫就是通过个体免疫在人群水平上阻断病原的传播，从而使得其他没有免疫力的个体因此受到保护而不被传染。在这种情况下，病毒就不能够继续传染下去，随着最初那个被感染的人的死亡或痊愈，病毒也就自然消亡。

1933年，伊利诺伊州芝加哥市卫生官员阿瑟·W.赫德里奇（Arthur W. Hedrich）博士观察到，1900—1930年，当68%的儿童感染了麻疹病

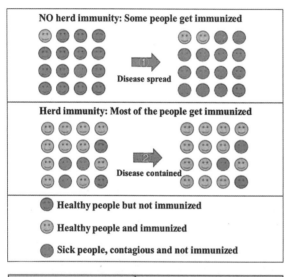

群体免疫可有效限制病毒的扩散

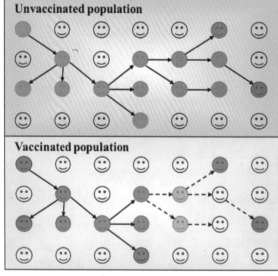

传染病在接种疫苗和不接种疫苗的人群中传播模式示意图。
*黄色的点代表传染源，绿色的点代表接种过疫苗的个体，红色点代表易感个体

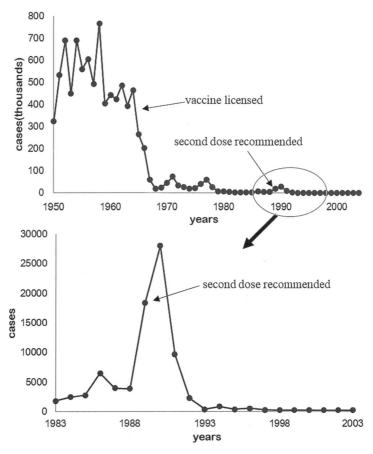

美国1944—2007年麻疹病例

（图片来源：S.J. McNabb, R.A. Jajosky, P.A. Hall-Baker, D.A. Adams, P. Sharp, W.J. Anderson, A.J. Javier, G.J. Jones, D.A. Nitschke, C.A. Worshams, and R.A. Richard, Jr., Summary of notifiable diseases --- United States, 2005. MMWR. Morbidity and mortality weekly report 54 (2007) 1-92. Measles--United States, 1992. MMWR. Morbidity and mortality weekly report 42 (1993) 378-81.）

毒时，马萨诸塞州波士顿市的麻疹暴发可以受到抑制。由上图看出，在1964年麻疹疫苗合法化以及80年代后期实行第二次接种后，病例被控制在低水平。

（二）如何实现群体免疫

群体免疫基于个体免疫，个体免疫是指机体免疫系统识别自身与异己物质，并通过免疫应答排除抗原物质（如病毒、病菌等），以维持机体健康的一种生理功能。对于某种病毒，个体获得长期免疫的方式主要有两种：人工主动获得和自然被动获得。人工主动获得是指通过注射疫苗，刺激机体主动产生特异性免疫力。自然被动获得是指人体感染病毒后痊愈，对这种病毒产生了抗体和特异性细胞，从而获得免疫。因此，群体免疫力通常通过接种疫苗（如天花疫苗）或者人群已经普遍接触/感染过这种病毒（如流感）而获得。

通过概念解读，群体免疫理论上存在可行空间，但为什么在应对新型冠状病毒上会遭到人们的抵制呢？

由于疫苗诞生所需时间较长，截至目前新冠病毒还未能通过疫苗来实现群体免疫。那么如果采用自然感染的方式，一般需要多少比例的人感染后痊愈才能达到群体免疫的效果呢？根据病毒的基本传染数（R_0），我们可以估算出这个比例。如下图所示：

疾　病	传播途径	R_0	群体免疫门槛
白喉	唾液传播	6–7	85%
麻疹	空气传播	12–18	83%–94%
腮腺炎	飞沫传播	4–7	75%–86%
百日咳	飞沫传播	12–17	92%–94%
小儿麻痹症	粪口传播	5–7	80%–86%
风疹	飞沫传播	5–7	80%–85%
天花	接触传播	6–7	83%–85%

各传染病的R_0数值及群体免疫门槛值

（表格来自：Fine, Paul EM. "Herd immunity: history, theory, practice." Epidemiologic reviews 15.2 (1993): 265–302.）

根据相关研究，约60%—70%的人具有该病毒的特异性免疫力才能用群体免疫来控制它的流行。然而，感染病毒的人有两种结果——痊愈和死亡，而且目前还不明确痊愈者一定不携带病毒且没有传染性，这意味着若要获得免疫的人达到60%—70%，则被感染的人数需要更多。我国新冠病毒肺炎流行病学特征分析，此次新冠病毒肺炎约导致15%的重症患者及2%的病死率。

需要说明的是，上述推测基于中国的已有数据，这些数据的背后是中国举全国之力的全面隔离和医疗资源的集中调配。若任其自然感染，缺失有效医疗资源和隔离措施的干预，可能会造成更多的死亡。

按照英国政府的"群体免疫"或是"缓疫"策略，英国将付出什么样的代价？2020年3月16日，帝国理工学院发表论文《非药物干预对降低CoVID-19死亡率和医疗保健需求的影响）》（*Impact of non-*

pharmaceutical interventions (NPIs) to reduce CoVID-19 mortality and healthcare demand），论文通过流行病学建模模拟疫情走向，预估英国如果不采取任何措施将会有51万人死亡；如果将缓疫措施最大化，也会有25万英国人死亡。

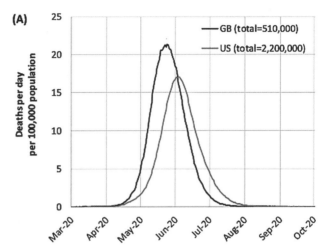

预估的英国和美国2020年3月20日—10月20日每10万人中每日死亡人数
（图片来自：https://www.imperial.ac.uk/media/imperial-college/medicine/sph/ide/gida-fellowships/Imperial-College-CoVID19-NPI-modelling-16-03-2020.pdf）

该文还预估了不同措施所导致的ICU病床负荷状态，如下图所示。

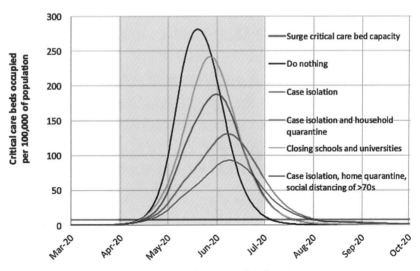

不同措施所导致的ICU病床负荷状态
*黑线代表什么都不做，绿线代表关闭学校和大学，橙线代表病例隔离，黄线代表病例隔离和居家隔离，蓝线代表病例隔离，居家隔离和70岁以上人群保持社交距离。
（图片来自：https://www.imperial.ac.uk/media/imperial-college/medicine/sph/ide/gida-fellowships/Imperial-College-CoVID19-NPI-modelling-16-03-2020.pdf）

这种让人自然感染的方式，会造成病毒的大面积蔓延，在全球已进入"地球村"的时代，只会造成更大的死亡。假定，病毒在某国家自然扩散，大部分人获得免疫力，而通过隔离措施应对疫情的其他国家的绝大多数人却因未被感染而对病毒缺乏免疫力，这将会形成"免疫落差"。一旦经济重新运转，放开交通控制，容易再次造成大流行甚至更严重的后果。16世纪初，大部分欧洲成年人已对天花病毒免疫，而后数百名欧洲殖民者进入美洲并传入了天花病毒，造成300万从未接触过该病毒的印第安人丧生。

（三）病毒的潜在变异风险

面对群体免疫，若病毒发生基因突变，蛋白的序列和结构发生改变，使得原本有免疫力的人识别不了这些改变了的病毒，那么群体免疫也就无效了。病毒分为两种——DNA病毒和RNA病毒，DNA病毒较稳定不易发生变异，而RNA病毒不稳定容易发生突变。新型冠状病毒是RNA病毒，存在潜在的高变异风险，针对该病毒的群体免疫是否能形成尚未可知。

（四）总结

综上，群体免疫只有在接种疫苗的前提下主动获得才能安全实现，通过让人群自然感染实现群体免疫不可取亦不可行。

面对疫情，中国政府将人民的生命健康安危置于最高位，科学部署，采取了最积极果断的措施，为全球抗疫提供了宝贵的成功经验。事实上，英国在实际行动中，也并未采取被动的群体免疫措施。

在帝国理工大学发表论文后，目前英国已经实施了新的抗疫措施，政府建议市民尽量避免出席大型集会、前往饭店和酒吧等场所，减少人际接触；居家上班；高风险人群居家隔离12周等。英格兰公共卫生局网站上也公布了对《大众和易感群体的社会隔离的指导文件》等各类权威的指南。

3月16日帝国理工大学全球传染病分析中心模型项目负责人尼尔·弗格森（Neil Ferguson）说，"我们现在要压制病毒，确保英国只有一小部分人受到感染"。弗格森指出，新的策略能够将英国本来预估的死亡病例从约260 000降低至"几万甚至几千"，但要达到效果必须持续几个月。截至3月18日，英国新冠感染总人数达到1 950，其中英格兰1 557例，共有60例死亡。

3

什么是最好的人体"免疫力"

一、战疫·疗心——传染病疫情中的压力应对和情绪调适

新冠疫情发生以来，在全民防控疫情的主战场外，还有一个平行战场，那就是心理战疫。突如其来的疫情无疑是一场灾难，它除了摧残人的肌体外，更是给人们的心灵带来巨大的创伤。与疫病对身体的伤害相比，它对心灵的伤害更为持久和顽固，会绵延到疫情结束后的几年、几十年甚至终生……

（一）传染病疫情对个体情绪健康的影响

突然发生的灾难往往超出我们的认知处理能力和心理预设，因而短期内出现一定程度的消极情绪是正常的。首先，疫情暴发的初期，对于新冠病毒的起源、传播方式、致病机制和致死率尚不清楚，这种信息的局限让我们失去了安全感，总是担心自己和家人受到感染，让我们坐立不安，心情烦躁。焦虑情绪也可引发一些控制不住的强迫行为，例如反复洗手、反复给物品消毒。而有时这些强迫行为并不能消除我们内心的担心和紧张。

其次，这种对病毒的未知和恐惧，也引发了我们对他人的信任危机，让我们对亲人和朋友也产生了戒备之心，尽量保持交往距离。

此外，面对每日快速增长的确诊和死亡数字，让我们深切体会到在疫情面前自己的渺小和无力，逐渐失去了对生活的掌控感，导致悲观、内疚等消极情感。我们可能长时间感觉情绪低落和沮丧，对平日感兴趣的事物也逐渐失去了积极性；因为自己在疫情中的无力感而沮丧、责怪自己；对未来持悲观态度，时常感觉将有不好的事情发生；抑郁症状严重的个体，甚至出现自杀或自伤的想法。

与此同时，当我们的生活被真假难分的疫情信息所填满，身边人每日谈论的、关注的都是病毒时，很容易让我们逐渐迷失生活的重心，变

得无所适从，造成心理的失序。

（二）传染病疫情下消极情绪的潜在危害

面对突如其来的疫情危机，我们应意识到，短暂的焦虑、恐慌、悲伤等情绪反应是正常的。这些心理应激反应是机体一种有力的保护机制，能够帮助我们提高对危险的警惕，督促我们做好个人卫生和病毒防御，远离可能的传播源，在一定程度上保护我们的安全。因此，应学会理解和接纳自己的消极情绪。

然而，长期累积的负性情绪会对健康产生不利影响。

一方面，长期的焦虑、抑郁等负性情绪会影响睡眠质量和饮食营养，削弱机体的免疫屏障，降低对病毒的防护能力。

另一方面，长期处于负性情绪中，会影响我们对自己和世界的认知，影响我们的行为模式，降低心理幸福感和生活质量。个体的认知和行为倾向与情绪状态保持一致的现象，在心理学上称为"情绪的一致性效应"（Mood-Congruence Effect）。你是否有这样的体验：当处于紧张、愤怒的情绪时，例如与配偶吵架时，我们往往会把注意力放在负面的细节上，看对方哪里都觉得不对，抓住对方的小错误不断放大；在愤怒的情绪中，我们甚至会产生认知偏差，连物品不慎掉落地上这样平常的小事，都会解读成是对方在与自己作对……这便是负性情绪对我们行为的不利导向作用。它促使我们只关注生活消极的一面，进而加剧我们的愤怒、悲伤情绪，形成恶性循环。

与之相反，乐观、愉悦的情绪会让我们的思维变得更为活跃，视野变得更开阔，更愿意关注事物积极的一面。例如，当得到他人的夸赞，或取得了好的成绩时，我们会觉得世界是美好的、公正的，我们会更懂得欣赏身边的风和日丽、鸟语花香，宽容、温柔地对待他人，也更愿意放远目光，放宽心态。因此，积极的情绪有助于我们将生活构建得更加有序、阳光、积极向上。

（三）积极应对疫情危机，有效调适不良情绪

人类智慧的一个重要优势在于能够调整和管理自己的情绪，避免不良情绪对自己和他人造成伤害。面对疫情危机造成的负性情绪，我们可以采用一些简单易行的方法予以调节和纾解。

1. 尽量减少负面信息的大量输入

过多关注有关疫情的负面新闻可造成认知过载和情绪负担。应尽量

只关注官方、正规渠道发布的新闻，减少非官方渠道的信息输入和转发传播。一方面，了解疫情的最新发展趋势能够帮助我们抵抗失控感。但另一方面，反复阅读带有负面情绪色彩的信息容易引发"替代性创伤"（指未直接经历创伤事件的个体，以间接方式接触到创伤事件而产生的心理不适），消耗我们的心理能量。如果阅读这些信息让你感到不舒服，应及时停下来，用自己的科学知识储备，理性地分析信息的可靠性，保护自己免受负面信息的冲击。我们尤其应避免在夜间阅读负面信息。因为在夜间，我们的心理防御机制相对薄弱，更容易唤起我们过去悲伤的记忆，这使得我们难以客观、理性地分析信息的真伪。此外，由于负面疫情信息往往带有冲击性、创伤性的画面，容易引起大脑兴奋和情绪波动，导致难以入睡，影响睡眠质量。应尽量多关注积极、正面的新闻信息，关注疫情中人与人之间的善意和互助，以及白衣天使的勇敢逆行和忘我付出，从中汲取战胜疫情的正能量。

2. 让注意力回到当下的生活

随着疫情的快速蔓延，我们不可避免地会对未来感到担心和恐惧，好像我们的全部生活都只剩下"防御病毒"这一件事。当这种焦虑、恐惧的情绪过于强烈时，可以试着将注意力从对未来的担心拉回到当下的生活中，暂时放下那些我们无法掌控的疫情事态，而关注当下生活中我们能够掌握的事情。可以将我们在居家隔离期间能做的事情列一个清单，例如，读完一本一直想看的书，给家人和自己做一顿美餐，将一直没有时间整理的书本、衣物摆放整齐等。通过现实生活的琐碎和充实，放下焦虑，重拾对生活的掌控感。

3. 寻求社会情感支持，保持与家人、朋友的情感沟通

当内心的悲观情绪日益累积，我们需要更多的外部支持资源来应对这些压力。即便在隔离期间无法与亲人、朋友面对面地交流，也应保持与亲友固定频率的远程沟通，互报平安，倾诉内心的恐惧、担心和思念，为彼此提供情感支持和慰藉，在积极的情感沟通中获得心理能量。

4. 保护自己，帮助他人

投身于有意义、有建设性的工作时可以提升自我价值感以及应对压力的信心。在做好自我防护的同时，我们可以尽可能地帮助和关怀他人，例如，为有困难的人帮助采购物资；用自己的知识和所学，帮助亲友辨别信息的可靠性；安慰和鼓励焦虑的亲友等。在助人的过程中，积累内心的正能量。

5. 书写"感恩/成长日记"

当我们感觉到自己渺小、无力时，试着通过写日记的方式，回忆一下自己以往克服困难、应对压力的成功经历，在此过程中对自己的坚强给予肯定。同时，在日记中多进行积极的自我暗示，鼓励自己勇敢面对困难，积极寻找有效解决方法，提高应对焦虑和恐惧的自信，重拾对生活的掌控感。此外，对身边美好的人和事保持一颗感恩的心，感恩医护人员的付出，感恩家人的保护，感恩自己的坚强，让我们用美好的事物和快乐的情绪填满内心，让焦虑、悲观的情绪无处安放。

6. 适时寻求专业的心理帮助

当你感觉自己的负面情绪难以平复，给正常的工作和生活造成严重影响时，应及时向专业心理咨询机构求助。政府部门、高校，以及许多专业机构都有提供免费的心理援助服务，包括心理热线电话或网络咨询服务。出现严重心理问题时应前往医院就诊。

二、科学营养膳食，为健康保驾护航

"民以食为天"，吃是为了获得人体健康所必需的营养。良好的营养状况是维持机体功能和健康的物质基础，也是人体免疫系统正常工作的有力保障。科学合理的营养膳食能够有效改善营养状况、增强免疫力，帮助人们抵御病毒的侵害。

（一）膳食营养素大家族

营养素是食物中的精华。我们每天摄入食物和水，就是为了从中得到人体必需的各种营养物质。自古以来，人们在索取食物的同时也在积极寻找食物对人体的益处所在。1842年，德国化学家尤斯图斯·冯·李比希（Justus von Liebig）发现人类机体的营养是经过蛋白质、脂肪和碳水化合物的氧化过程获得的。1912年，波兰生物化学家卡西米尔·冯·克（Kazimierz Funk）提出了维生素的概念，此后人们又陆续发现了各种营养素。到了20世纪50年代，共有40多种营养素被发现，它们共同构成了营养素的大家族。科学家按照化学结构和功能将它们分为碳水化合物、蛋白质、脂肪、维生素、矿物质和水，即"六大营养素"。此外，还有一些物质对人体也很重要，如膳食纤维、植物化合物等。在营养素大家族里，每个成员都在各自岗位上发挥着不可替代的作用，共同为人体生长发育和机体健康保驾护航。特定营养素，如蛋白质、维生素（维生素A、维生素D、维生素E、维生素C）以及微量元素（铁、锌、硒）等在增强机体免疫力、对抗病毒过程中发挥着重要作用。

1. 蛋白质——免疫力的物质基础

蛋白质由19世纪中期荷兰化学家格拉尔杜斯·穆尔德（Gerardus Mulder）命名，这个词由希腊语转化而来，意思是"头等重要的"。蛋白质是一切生命的物质基础，约占人体重量的16%—20%，是构成机体组织器官的基本成分。如果把人的身体比作一间房子，那么蛋白质就是建造房子的一砖一瓦，机体里的每个细胞和所有重要组成部分都有蛋白质的参与。人体的生长、发育、运动、遗传、繁殖等一切生命活动都离不开蛋白质，可以说没有蛋白质就没有生命活动的存在。蛋白质对于维持机体的正常免疫功能、防御病毒感染有至关重要的作用。因此，要保证每天摄入充足的蛋白质，尤其是优质蛋白质。蛋白质的品质取决于必需氨基酸种类与含量。食物的必需氨基酸种类、含量与人体越接近，其利用率越高。富含优质蛋白质的食物包括鱼、虾、蛋、奶、瘦肉和大豆（制品）等。健康成年人每天大约需要70克左右的蛋白质。

2. 脂肪摄入过多会抑制免疫力

脂肪也是人体必需的营养素，可以供给机体能量，构成生物膜，帮助提供必需脂肪酸和脂溶性维生素等。然而人体只需要适量脂肪就能健康运作，脂肪的摄入量，成年人应当占总热量的20%—30%，不宜超过30%。脂肪过多除了引发疾病，还会抑制免疫系统功能。美国一项研究发现，一个人每天的脂肪摄取量从32%降低到23%，可以让免疫细胞的活性增加48%。同时要注意脂肪类食物的选择，饱和脂肪酸、单不饱和脂肪酸、多不饱和脂肪酸三者的比例要适当，简单记忆就是三者之间的比例为1∶1∶1。动物油脂通常含较多饱和脂肪酸，植物油含单不饱和脂肪酸较多，如橄榄油和花生油等，含多不饱和脂肪酸的有豆油、葵花籽油等。

3. 维生素A——第一道防线的"守护者"

维生素A又称视黄醇，是维生素家族中最早被发现的成员，也是维持人体正常代谢和机能所需的脂溶性维生素。大量流行病学和实验研究证明，维生素A缺乏可使机体细胞免疫功能降低。呼吸道或消化道感染又能加重维生素A的缺乏。肺巨噬细胞在肺免疫功能方面起着重要作用，补充维生素A可以明显增加肺巨噬细胞数目，并增强其吞噬功能。维生素A还具有维持上皮细胞完整性的功能。维生素A缺乏可导致呼吸道黏膜上皮细胞鳞状化，使其角质化、脱落，同时使IgA分泌减少，黏膜体液免疫功能降低。由此可见，当体内维生素A水平低下时，呼吸道局部的第一道防御屏障受损，导致病原微生物更易侵入机体，使其被感染。临床营养学把维生素A称为免疫营养素，也被誉为"抗感染维生素"，可见维生素A摄入充足，对提高免疫力、对抗病毒非常有效。动物类食品如动物肝脏、深海鱼类、鸡蛋黄等维生素A含量丰富，容易被人体吸收。因此专家建议人们疫情期间每天吃一个鸡蛋，或一周吃一次动物肝脏、深海鱼类。植物所含的胡萝卜素进入人体后在肝中可以转化为维生素A，富含胡萝卜素的食物主要是橙黄色和绿色蔬菜，如胡萝卜、南瓜、西兰花、菠菜等。《中国居民膳食营养素参考摄入量（DRIs）》推荐成人维生素A摄入量男性每天为800微克、女性每天为700微克视黄醇活性当量。

4. 维生素D——增强免疫力不可少

维生素D是维持人体健康必不可少的营养素，不仅参与钙磷代谢，维持骨健康，而且作为一种免疫调节剂，在感染性疾病中发挥着重要作用。维生素D可以通过增强巨噬细胞的趋化能力和吞噬作用及抗菌肽的产生来调节免疫反应，抑制多种包膜病毒，如疱疹病毒、埃博拉病毒等，新型冠状病毒作为冠状病毒属，表面存在包膜，也属于包膜病毒的一种。一项对越南儿童的随机调查实验中证实，维生素D在减少呼吸道病毒感染方面具有显著作用。维生素D的来源包括内源性和外源性。人体皮肤中含有一种叫做7-脱氢胆固醇的物质，经日光中紫外线照射可转变为维生素D。因此，获取维生素D最有效也最简单的方法就是晒太阳。外源性维生素D可从海水鱼（如沙丁鱼）、肝、蛋黄等动物性食物中获得，也可通过维生素D强化食品或鱼肝油制剂等进行补充。我国成人维生素D每日推荐摄入量为10微克，50岁以上老年人每天15微克。

5. 维生素E——免疫力调节剂

维生素E又名生育酚，是另一种脂溶性维生素，既是体内的抗氧化剂，也是一种有效的免疫调节剂，通过增强体液免疫、提高细胞介导的免疫应答、影响免疫细胞功能等作用影响机体免疫状态，提高抗感染能力。补充维生素E对于老年人免疫系统维持良好运转尤其重要。维生素E的主要来源包括植物油、坚果、豆类和谷物。食用油通常是人们从饮食中摄取维生素E的主要来源。成人每天所需维生素E约14毫克。可适当补充复合维生素和矿物质补充剂，以增强免疫力。

6. 维生素C——免疫力催化剂

人类认识维生素C起源于坏血病。人体因为缺乏古洛糖酸内酯氧化酶，自身不能合成维生素C，必须从膳食中获取。维生素C缺乏会导致坏血病，因此又被称为抗坏血酸。维生素C也是人体免疫系统必需的维生素，体内维生素C含量高时，白细胞更加活跃，清除病原菌的能力更强；充足的维生素C可以间接提高机体组织对外来病原菌的阻挡作用。近年来，维生素C的一些免疫新功能也逐渐被人们发现。维生素C能诱导体内产生干扰素，干扰病毒的生长繁殖，增强对病毒的抵抗力。维生素C还参与免疫球蛋白合成，有效地提高机体免疫力。此外，维生素C能够增进人体对铁的吸收，因此也被列为免疫营养素之一。我国居民维生素C每日推荐摄入量为100毫克。含维生素C最丰富的食物就是新鲜果蔬，如蔬菜中的西红柿、青椒、西兰花、大白菜、豆芽等；水果中的鲜枣、山楂、猕猴桃、草莓、柠檬等。需要提醒的是，维生素C很"脆弱"，长时间加热容易被破坏，烹调蔬菜时最好选择水焯、快炒等方式。

7. 铁——免疫力的有力后盾

铁元素是人体重要微量元素之一，是构成血红蛋白、肌红蛋白、细胞色素、线粒体等的主要成分。铁可以调控自身免疫细胞的吞噬能力。一旦铁元素缺乏就会导致血红蛋白含量减少，易引发贫血并使多种含铁元素的酶活性降低，引起细胞功能紊乱，同时影响淋巴细胞的免疫应答功能，使机体免疫功能受损，机体易感性增加，进而导致细菌或病毒感染发生。成年人每日铁的推荐摄入量男性为12毫克，女性为20毫克。铁广泛存在于各种食物中，动物肝、血，畜禽肉，鱼类是铁的良好来源。铁含量高的食物有黑木耳、菊花、紫菜、蘑菇、鸭肝、鸭血、黑芝麻、猪肝、大豆等。

8. 锌——调节免疫力的好帮手

锌是人体中200多种酶的辅助因子，在免疫系统发育和维持宿主防御中具有决定性作用，对于保证免疫系统的完整性是必需的。锌可以调控免疫因子的分泌和产生，帮助人体防范病毒、细菌等有害物质。而缺锌将会影响淋巴细胞、天然杀伤细胞等免疫细胞的功能，导致免疫力下降。即使是轻微缺锌，也会增加患传染病的风险。成年人每日锌的适宜摄入量男性约为12.5毫克，女性约为7.5毫克。含锌较高的食物包括生蚝、扇贝、牡蛎等贝壳类海产品，另外，在动物肝脏、瘦肉、山核桃、香菇、牛肉等食物中含量也比较丰富。

9. 硒——免疫细胞的组成成分

硒是人体必需的微量元素。硒几乎存在于所有免疫细胞中，它不仅是谷胱甘肽过氧化物酶（GPX）必需组分的重要组成部分，也是硫氧还蛋白还原酶（TR）的一部分。补硒可明显提高机体免疫力。通过GPX和TR调节免疫细胞的杀伤和保护作用，有效地抑制过氧化脂质的产生，防止血凝块，清除胆固醇，从而增强人体免疫功能。研究发现艾滋病毒感染的T淋巴细胞中硒蛋白含量会减少。中国营养学会推荐的膳食营养素参考摄入量（DRIs）是成年人每天需补充60微克的硒元素。动物性食物如肝、肾以及海产品是硒的良好食物来源。此外，食物中强化硒是补硒的好方法，如富硒蛋、富硒茶等。

10. 益生菌——助力人类健康

从出生到死亡，益生菌伴随着人的一生，益生菌的存在和数量与人体的健康紧密联系，是人体健康的重要指标之一。肠道益生菌通过分泌抗菌肽、有机酸和细菌素等抗菌物质抑制病原菌的生长繁殖，并通过自身的竞争力和良好的黏附作用紧密结合在肠黏膜上构成一道天然生物屏障，阻止致病菌的入侵，维持肠道正常菌群平衡，从而保护机体免受病原菌侵害。益生菌还可以促进分泌型免疫球蛋白A、T淋巴细胞以及天然杀伤细胞的分泌表达，提高呼吸道和肠道黏膜免疫与机体免疫力，增强抵抗病毒的能力。除了直接服用益生菌制剂，日常饮食可以补充酸奶、奶酪等富含益生菌的食物来增强免疫力。

11. 膳食纤维——不得不说的故事

膳食纤维是指不能被人胃肠道消化酶所消化且不能被人体吸收利用的多糖，包括纤维素、抗性淀粉、低聚糖等。蔬菜、水果、全谷物类食物含有丰富的膳食纤维。膳食纤维虽然不能被人体胃肠道消化，却可以被肠道益生菌选择性利用，促进肠内双歧杆菌的活性和繁殖，被厌氧菌酵解产生短链脂肪酸，促进黏膜细胞增殖，维护肠屏障功能，减少细菌和毒素易位，抑制有害菌生长，调节胃肠道菌群，从而改善胃肠道功能、增强机体免疫力。中国营养学会建议成年人每人每天摄入25—30克的膳食纤维。膳食纤维含量高的食物包括谷薯豆类中红薯、大麦、黄豆、绿豆、豌豆、荞麦等；蔬菜中的芹菜茎、蒜苔、甘蓝等；水果中的苹果、梨、枣、椰子、橄榄等。

除了上述营养素，一些植物化合物，如植物多糖、多酚、皂苷、花青素和类胡萝卜素等具有不同程度的增强免疫力和抗氧化功能，对防御病毒感染有一定益处，都可以适量多食用。如菌菇类富含多糖，大豆中含有皂甙，多酚主要存在于水果、蔬菜、茶叶等植物性食物中。

（二）平衡膳食，构筑机体免疫力

食物是人类营养之源、生存之本。人体不能合成必需营养素，只能靠外来的食物或补充来供给。目前尚没有发现哪一种食物富含全部营养素，这也是为什么我们说要吃各种各样的食物，才能满足人体营养需要的原因。平衡膳食模式是最大限度保障人体营养和健康的基础。

2016年5月13日由国家卫生与计划生育委员会疾控局发布的《中国居民膳食指南（2016）》是人们日常饮食的指导原则，其核心内容推荐：食物多样，谷类为主；吃动平衡，健康体重；多吃蔬果、奶类、大豆；适量吃鱼、禽、蛋、瘦肉；少盐少油，控糖限酒；杜绝浪费，兴新食尚。"中国居民平衡膳食宝塔"遵循平衡膳食的原则，标示了成人每人每天各类食物摄入量的平均范围，是一个在营养上比较理想的饮食构成模式。人们可根据膳食指南合理安排饮食，充足营养，保障人体免疫系统正常运作并有效发挥其免疫功能，抵御病原微生物的侵害。

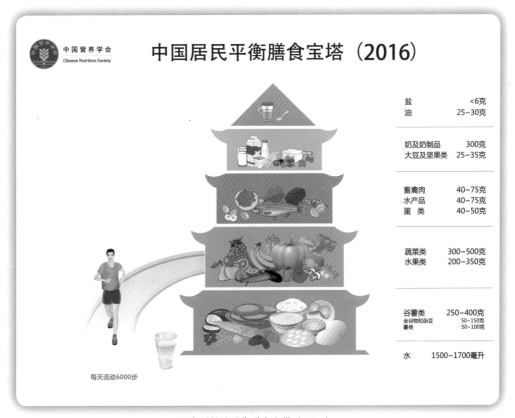

中国居民平衡膳食宝塔（2016）

除了从日常饮食中获取健康所需的营养物质，对于一些营养不良的老年人、患病期或康复期病人等特殊人群，可以在医生或临床营养师的指导下，合理补充营养，包括营养素补充剂、蛋白质粉、功能食品及特殊医学用途配方食品等。

三、益生菌在新冠肺炎防控中扮演的角色

益生菌作为人体肠道中的有益菌，能够维持肠道菌群微生物系统的动态平衡，对人类的健康起着至关重要的作用，那么益生菌在新冠肺炎防控中又能起到什么作用呢？

（一）益生菌与人体健康

益生菌（Probiotic）的定义由美国科学家D.M.利利和R.H.斯蒂尔威尔于1965年在《科学》（*Science*）杂志上发表论文时最先提出，用来描述"一种微生物具有促进其他微生物生长的作用"。2001年，联合国粮农组织/世界卫生组织（FAO/WHO）重新将益生菌定义为"足够数量的、能够对宿主健康产生有益作用的活的微生物"。

益生菌主要来源于乳杆菌属、双歧杆菌属和链球菌属。此外，一些具有益生作用的酵母菌等也被列入益生菌范畴。益生菌作为人体肠道中的有益菌，能够维持肠道菌群微生物系统的动态平衡，对人类的健康起着至关重要的作用。益生菌的健康效应包括维持肠道微生态平衡、抑制病原菌生长繁殖、增强机体免疫力、预防癌症、降低胆固醇、合成人体必需维生素、促进矿物质吸收、延缓机体衰老等。

人体定植着数目庞大、结构复杂的微生物群落，其中以肠道微生态系统最为主要，也最为复杂。肠道菌群被认为是人体的一个重要"代谢器官"。正常成年人胃肠道中定植的微生物种类有1 000种之多，包括细菌、真菌、古生菌和病毒，且以细菌为主。肠道微生物数量多达10^{14}个，是人体细胞总数的10倍以上。肠道菌群在与宿主进化过程中形成共生关系，宿主为肠道菌群提供赖以生存的环境和营养，肠道菌群在调节宿主的消化吸收、代谢和免疫反应等各方面发挥着重要作用。肠道菌群不仅包括对机体起保护作用的有益菌，也包括对机体具有潜在危害的条件致病菌等。不同菌群种类之间，菌群与病毒之间，菌群、宿主与环境之间，始终处于动态平衡状态，形成一个互相依存的复杂生态系。维护肠道菌群平衡状态对维持机体健康十分关键。当机体受到外界环境、

饮食及用药等因素影响时，肠道中的条件致病菌就有机会转为致病菌，破坏机体正常的生理平衡，使得肠道微生态失调，肠道免疫及能量代谢稳态失衡。肠道微生态失衡与多种疾病的发生发展相关，包括炎症性肠病、肥胖、糖尿病、结直肠癌和心血管疾病等。

（二）益生菌在新冠肺炎防控中的可能作用

1. 提高机体免疫力、预防疾病

保持肠道微生态平衡对人类抵抗肠道病原菌引起的疾病非常重要。研究表明，益生菌通过调节肠黏膜屏障功能、维持肠道菌群平衡、调节免疫反应来抑制疾病的发生。如下图所示，肠道内益生菌通过分泌抗菌肽、有机酸、游离脂肪酸和细菌素等抗菌物质抑制病原菌的生长繁殖，可与肠黏膜相互作用形成生物学屏障，阻止致病菌的入侵，抑制病原菌繁殖并降低其对肠道上皮组织的吸附，维持肠道正常菌群平衡，保护机体免受病原菌侵害。

同时，当肠道内存在益生菌时，人体内的自然杀伤（Natural Killer, NK）细胞和具吞噬作用的中性粒细胞活力会被激活，产生大量免疫因子，增强人体免疫力。在体液免疫中，免疫细胞受到益生菌刺激，产生不同类型抗体免疫球蛋白。分泌型免疫球蛋白A（Secretory Immunoglobulin A, SIgA）是黏膜免疫中发现的最主要的抗体类型分泌物之一，作为黏膜防御系统的主要成分覆盖在肠道表面，能够中和肠道中

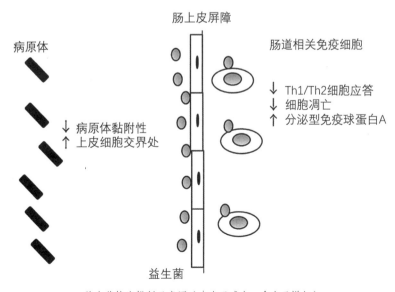

益生菌抗病机制示意图（↓表示减少，↑表示增加）

有害细菌产生的毒素，限制肠道黏膜上皮的有害细菌以及病原体生长，在肠道黏膜局部抗感染过程中也起到非常重要的作用。

2. 维持肠道微生态平衡、预防继发细菌感染

微生态调节剂是根据微生态学原理，利用对宿主有益的正常微生物、其代谢产物或生长促进物质所制成的制剂，通过酶作用、抗菌、黏附定殖及生物屏障等作用来调整和保持微生态平衡，改善宿主的健康状态，包括益生菌、益生元，以及益生菌与益生元的混合制剂合生元等。国家卫健委于近期印发的《新型冠状病毒感染的肺炎诊疗方案》(试行第四版)、(试行第五版)以及(试行第六版)中，将微生态调节剂纳入新型冠状病毒感染的肺炎诊疗措施中，建议"可使用肠道微生态调节剂维持肠道微生态平衡，预防继发细菌感染"。人体及动物试验表明，患肺炎机体的呼吸道菌群种类及含量与健康机体差异较大，菌群失调是下呼吸道感染产生的重要因素。益生菌作为微生态调节剂用于被感染者可以帮助其恢复肠道菌群平衡，增强肠黏膜屏障功能，促进分泌型免疫球蛋白A、T淋巴细胞以及NK细胞的分泌表达，以提高呼吸道和肠道黏膜免疫与机体免疫力，增强抗病力，预防继发性感染。

（三）益生菌的补充

益生菌制剂包括益生菌药品、益生菌类保健食品等。我国微生态药品以活菌制剂为主，并且多为多菌联合制剂。按菌株来源和作用机制分为原籍菌制剂、共生菌制剂和真菌制剂。原籍菌制剂所使用的菌株来源于人体肠道原籍菌群，服用后可以直接补充原籍菌，发挥作用，包括双歧杆菌、乳杆菌、粪链球菌等；共生菌制剂所使用的菌株来源于人体肠道外，与原籍菌有共生作用，服用后能够促进原籍菌的生长与繁殖，或直接发挥作用，如芽孢杆菌等。

益生菌类保健食品是以益生菌为主要功效成分，摄入足够数量时对人体健康起有益作用的微生物产品。我国批准的可用于保健食品的益生菌菌种名单包括：两歧双歧杆菌、婴儿双歧杆菌、长双歧杆菌、短双歧杆菌、青春双歧杆菌、德氏乳杆菌保加利亚亚种、嗜酸乳杆菌、干酪乳杆菌干酪亚种、罗伊氏乳杆菌、嗜热链球菌。益生菌类保健食品在其保质期内每种菌的活菌数目不得少于10^6 CFU/mL（g）。功能主要包括调节肠道菌群、增强免疫力、通便等。主要剂型为粉剂、片剂、胶囊、口服液等。

益生菌制剂应用低于40℃的温开水送服，不宜用热水送服活菌制

剂，以免制剂中有效成分受到破坏。活菌制剂应在2—8℃的冷藏环境下保存。不能与抗菌药物同时服用，若病情需要必须合用时，应分开服用，大约要间隔2—4小时。益生菌药品应在医生指导下使用。

除了益生菌制剂，日常饮食可以通过补充富含益生菌的食物来增强机体免疫力，预防疾病。乳制品是益生菌应用最多的领域，据统计，乳制品中应用益生菌的产品比例高达74.5%，主要包括酸奶、乳酸菌饮料、干酪及乳粉等，其中酸奶又占到益生菌产品的74%。益生菌乳制品中含有大量的益生菌，出厂活菌数通常在1×10^7 CFU/mL（g）以上。最新的研究表明，乳酸菌发酵酸奶在对抗致病菌的过程中具有保护肠道上皮细胞完整性的功能。目前，我国已有酸奶、乳酸菌饮料等多种益生菌乳制品获批为保健食品，取得"蓝帽子"标识，表明其功能性、安全性均已得到科学实验证实，产品功能以调节肠道菌群、增强免疫力为主，益生菌是主要功效成分。酸奶的每日食用量可参考"蓝帽子"益生菌乳制品，如益生菌酸奶，产品功能为增强免疫力、促进消化，每100 g含嗜酸乳杆菌1×10^7 cfu、双歧杆菌1×10^8 cfu，每日1次，每次2杯，100 g/杯。乳酸菌乳饮品，产品功能为增强免疫力、调节肠道菌群，每100 ml含干酪乳杆菌1.0×10^{10} cfu，每日1次，每次1瓶，100 ml/瓶。由此可见，日常食用酸奶及乳酸菌饮品每天1—2杯（100—250克）通常即可达到增强免疫力功能。

干酪也是益生菌的良好载体，固态致密的结构为益生菌的存活提供更好的厌氧环境，在胃液中对益生菌提供额外保护。除了乳制品，一些谷物、果蔬发酵饮料也是富含益生菌的产品，其他益生菌食品还包括发酵豆制品、肉制品、泡菜等。

此外，食用功能性低聚糖、膳食纤维等具有益生菌增殖作用的益生元也可以促进益生菌的益生作用。

四、探究炎症风暴，神秘物质ω–3 PUFA受关注

2019年12月，"不明原因肺炎"在中国武汉肆虐，经全基因组定序确认为新型冠状病毒。患者表现为发热、乏力、干咳乃至呼吸困难。2020年，新冠病毒肺炎被列为国际关注的突发公共卫生事件。新冠病毒肺炎的致死率不高（约2%），但部分轻症患者在疾病后期很快进入一种多器官功能衰竭的状态，有一种说法是炎症风暴所致。炎症风暴到底是怎么回事？

（一）何谓炎症风暴？

炎症风暴，即全身炎症反应综合征，也即细胞因子风暴，是由感染、药物或某些疾病引起的免疫系统过度激活，它可以导致各个器官功能衰竭，最终威胁生命。新冠病毒进入人体后，通过与细胞膜受体血管紧张素转化酶2（ACE2）结合进入细胞，迅速扩增感染其他细胞，因此高表达ACE2又直接接触外界的肺组织成为新型冠状病毒的主要侵入对象。随病情进展，肺部免疫细胞过度活化，产生大量炎症因子，通过正反馈调控机制形成炎症风暴。如同一把双刃剑，过度的免疫反应在清除病毒的同时，也损害正常细胞。

炎症风暴的形成不仅使肺的换气功能严重受损，导致急性呼吸窘迫综合征，其高表达ACE2的组织器官如血管内皮细胞、心脏、肾脏、肝脏、消化道等都会受累，最终导致多器官衰竭，危及生命。

2020年2月18日中国科技大学研究团队发现了白介素6（IL-6）和粒细胞—巨噬细胞集落刺激因子（GM-CSF）是引发新冠肺炎患者炎症风暴中的两个关键炎症因子。团队推测抗IL-6受体可以阻断炎症风暴，进而阻止患者向重症和危重症转变，降低病亡率。此外，统计显示90%以上新冠肺炎患者采用了抗病毒治疗和对症治疗，包括呼吸循环支持和提高免疫力等综合诊疗手段。可见免疫治疗也是对抗病毒的关键。抗炎和抗病毒同样重要。

（二）增加ω-3 PUFA摄入可能降低炎症风暴的发生风险

炎症反应过程需要抗炎反应与促炎反应在不同的程度上相互合作、相互拮抗，形成复杂的炎症调控机制。炎症反应的这种抗炎—促炎平衡的失败，就是病症由轻症向重症转变的原因。许多脂质代谢产物是促炎—抗炎反应中的重要介质，参与协调促炎—抗炎反应平衡。调节炎症反应的平衡意味着调节脂质代谢的平衡。

ω-3多不饱和脂肪酸（PUFA）是碳链长度为18—22个，且含有2个或以上双键的长链脂肪酸，其第一个不饱和键位于甲基一端的第三个碳原子上。主要有二十碳五烯酸（EPA）和二十二碳六烯酸（DHA）。它们的前体是亚麻酸（ALA）。人体中因为缺乏合成ω-3、ω-6 PUFAs的脱氢酶，这些不饱和脂肪酸只能从食物中摄取。ALA可以在体内转化为EPA和DHA，但这个过程非常低效。DHA和EPA仍然需要靠外界摄入。

过往研究表明 ω-3 PUFA 的代谢产物——消散素和保护素具有消炎、止痛等生理活性的衍生物，具有良好的抗炎作用。ω-3 PUFA 的产物结合细胞膜受体或核受体，通过调控 Toll、NF-κB 等信号通路，减少炎症因子产生。德国汉诺威医学院的临床研究表明，对于重症创伤患者使用 ω-3 PUFA 营养液可以显著降低全身炎症反应综合征的发生率。多所医院的临床研究表明，对于重症创伤患者和脓毒症患者等 ICU 患者，使用 ω-3 PUFA 营养液可以明显缩短抗生素使用时间，减少器官功能障碍发生率。不同疾患类型的 ICU 患者补充 ω-3 PUFA，可以改善氧合状态，减少呼吸机使用，缩短 ICU 监护时间的临床效果。

因此，对于重症新冠肺炎患者而言，适当提高 ω-3 PUFA 摄入量，调节脂代谢平衡，能够在一定程度上延缓全身炎症反应综合征的进展。而对于普通人群，合理的膳食摄入，提高自身免疫力，是抵抗新冠病毒的有效方法。

（三）ω-3 PUFA 的其他作用

研究表明，ω-3 PUFA 在一定程度上能降低血液黏稠度、减少血栓形成、改善血管功能、抑制血小板凝集，从而降低心血管事件风险；可抑制癌基因活动，预防乳腺癌、直肠癌等癌症；还可某种程度促进脑细胞发育、提高脑细胞活性、提高记忆力。其抗炎功能更是治疗和预防新冠肺炎的新思路。

（四）ω-3 PUFA 的来源和补充

1. 海产品

海产品是食物中 EPA 和 DHA 的主要来源。美国饮食指南建议每周吃两份高脂肪的鱼，以提供身体所需的 ω-3 脂肪酸。ω-3 PUFA 主要鱼类来源包括：凤尾鱼、鲱鱼、鲭鱼（大西洋＆太平洋地区）、牡蛎（太平洋）和剑鱼（黑鳕鱼）等。

2. 营养补充剂

如果一周无法满足两次海鱼的摄入，还有多种选择：鱼类、磷虾和素藻制成的补品、肠溶性补充剂等。鱼油，由油性鱼的肉（如金枪鱼）或瘦鱼的肝脏（如鳕鱼肝）制成。在典型的鱼油制剂中，EPA 和 DHA 共占比约 30%，因此 1 克鱼油胶囊可提供约 0.3 克（EPA ＋ DHA）。当然，还有不同浓度的鱼油可供选择。在选用膳食补充剂的时候，一定要认真阅读补充剂的标签。标签上有两处重要的数字要注意：① 明确日推荐摄入量中EPA和DHA的量；② 你需要摄入多少才能满足一天 ω-3 PUFA的需求。

对于那些遵循素食或纯素饮食的人，可以通过选择基于藻类的 ω-3补充剂，将EPA和DHA添加到你的营养方案中。不应该依赖植物性的ALA ω-3来提供身体所需的EPA和DHA。获得EPA和DHA的唯一方法是食用高脂肪鱼类（鲑鱼、金枪鱼、鲭鱼、鲱鱼以及某些贝类，如贻贝和蛤蜊），食用添加EPA和DHA的食物，或服用 ω-3补充剂。

3. 功能食品

某些食品和饮料，包括牛奶、酸奶、人造黄油和面包等也添加了ω-3 PUFA。食品和饮料的配方中，每次可添加30—100毫克的EPA和DHA。但是人体每天至少需要250—500毫克的EPA和DHA。因此，绝大部分DHA和EPA功能食品无法满足每日膳食所需的 ω-3 PUFA。

4. ω-3 PUFA的推荐摄入量

基于现有的科学证据，全球EPA和DHA组织（Global Organization for EPA and DHA Omega-3s，简称GOED）建立了不同人群的 ω-3推荐摄入量如下：

人 群	推荐摄入量（EPA+DHA每日摄入量）
一般健康的成年人	250—500 mg/d（或一周两次油性鱼）
孕妇/乳母	700 mg/d，其中DHA至少为300 mg
冠心病患者	1 000 mg/d

GOED建立了不同人群 ω-3日推荐摄入量

五、足不出户，教你如何健康运动

随着疫情的暴发，我们看到各国政府将减少出行、居家生活作为控制病毒进一步传播的基本手段。各方面新闻报道中也提到，越来越多国家鼓励民众居家办公，采取了关闭学校、推迟上课，限制、禁止旅行或参加户外活动等强制性保护措施。这些保护措施对防止疫情扩散起到了很好的作用。然而我们也应当注意，这些措施也在很大程度上减少了人们的体力活动、限制了运动锻炼。因此疫情期间，在安全的家庭环境中保持规律的运动锻炼是保持健康、预防疾病的重要策略。

（一）科学家告诉你，运动锻炼有多重要

疫情突如其来，很多人都开始关心如何提高自己的免疫力。我们每个人，除了注意个人卫生外，通过规律的运动锻炼提高自身免疫能力，是保持健康、降低感染风险的重要方式。早在1994年，就有科学家发现定期进行中等强度运动锻炼的人比不进行运动锻炼的人更少发生上呼吸道感染。后来的大量实验研究证实了运动锻炼可通过多种途径增强免疫力。例如适度运动锻炼可以通过降低炎症反应、改变新老免疫细胞的组成、增强免疫监测等直接增强免疫能力；也可通过改变体组成分、增强心血管功能和抗氧化防御系统等间接提高免疫能力。甚至，有动物实验研究表明，中等强度的运动训练可提高病毒感染后的生存率。事实上，运动锻炼作为一种强有力的方式，除了对健康人群非常有用外，对于老年人、肥胖人群、癌症患者及慢性病毒感染者（如艾滋病患者）等高风险人群，也能提高他们的免疫能力并改善健康状况。运动锻炼除提高免疫力、降低感染风险外，还能帮助控制体重、增强骨骼、改善睡眠质量、调节焦虑等不良情绪，是增进健康、提高生活质量的重要途径。因此，疫情之下，保持必要的体力活动和运动锻炼是非常重要的。

（二）我们到底需要多少运动量

大家一定想问，既然运动锻炼这么重要，那么我们每天运动多久？如何进行运动才更科学呢？关于运动量，从增进健康角度，世界卫生组织和美国运动医学会（ACSM）"体力活动指南"中推荐成人每周进行至少150分钟中等强度或75分钟高等强度运动，儿童和青少年每天进行至少60分钟中高等强度体力活动。同时，从增强免疫力的角度，目前学术研究的普遍观点认为，长时间、高强度的运动训练并不提倡，因为它甚至可能会降低免疫力，增大感染风险，而有规律的中等强度运动锻炼是可以提高免疫力，减少感染风险的（这就是常说的运动强度与感染风险的"J型"曲线关系），应该大力支持。此外，我们打个比方，每次长时间剧烈运动后，我们的身体免疫力墙壁就像打开了一扇窗户，这时候就容易受到细菌病毒的侵害，而这扇窗户需要一段时间后才能关好，一般短至几小时，长到两三天（这就是我们常说的运动的"开窗期"）。这也是许多运动员在高强度训练或比赛期间经常报告上呼吸道感染的原因。另一方面，中等强度的训练是不会降低免疫力的，而且即便只是偶

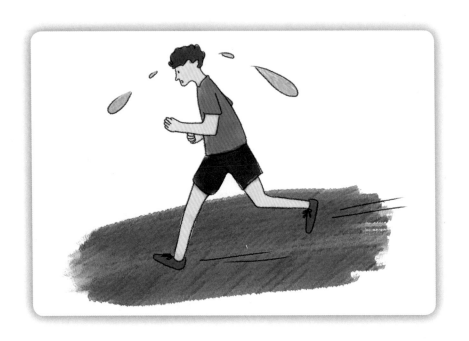

尔一次中等强度的运动也有增强免疫能力的效果，只是这种效果是短暂的。因此，坚持规律地进行中等强度锻炼，比如每天步行、快走、骑行半小时，或进行非竞技的球类运动，是长期改善和维持免疫力的重要方式之一。

（三）学会这几招，轻松在家运动锻炼

当全球疫情还在蔓延的时期，减少外出，做好隔离，既是对自己负责，也保护了别人。这个时候，居家健身就成为保持健康的重要环节。那么居家锻炼有什么运动小诀窍吗？首先推荐选择简单且易于长期实施的锻炼方式。例如各种不需要器材的自体重抗阻训练（交替的腿弓步、平板支撑、俯卧撑等），"在家日日游"的散步等这些项目难度易调节，对空间限制小，容易实施，方便持久坚持。其次需根据自身年龄、平时锻炼情况、身体健康状况选择合适的锻炼方式和运动量。例如针对儿童，可注重运动锻炼的多样性和趣味性，在锻炼身体提高体能的同时，培养他们对运动的兴趣。针对老人，可以以舒缓、增加关节活动阈及适度的肌肉锻炼为主要方式。例如太极，其已被证实具有很好的健身效果。针对没有运动基础的人，建议从低强度运动量开始锻炼，循序渐进，逐步增加运动量。针对有一定运动基础的人，可以选择跑楼梯、原地高抬腿跑、跳绳等高强度有氧训练以保持和增大心肺功能。同时目前网络资源丰富，还推荐通过电视或专业网络平台练习各种瑜伽或学习感

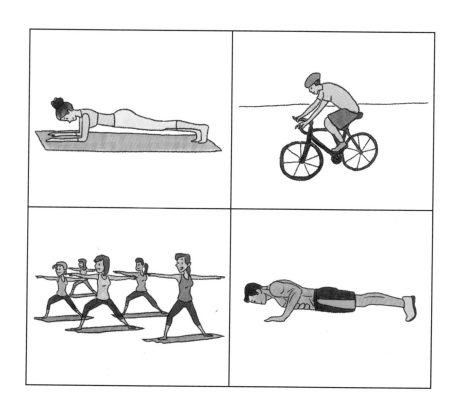

兴趣的操课。在不知选择何种运动方式时，跟着视频一起练习，会更易让你完成运动目标。此外，居家时间提供了难得的家庭互动机会，家长还可选择和孩子一起完成游戏、球类等运动形式，在锻炼身体的同时增进亲子感情。

（四）居家锻炼注意事项

居家锻炼我们要注意些什么呢？首先必须强调的是注意安全。在家活动要注意腾出足够的空间，避免磕碰受伤。其次，运动要循序渐进，尤其是没有运动习惯的人，需注意避免过量运动（前面我们讲过，过量运动反而造成免疫力降低）。同时，我们在进行各种体力活动后需注意营养和水分等的补给。因为运动消耗大量能量，因此在运动前30分钟左右，可以适当补充一些能量。运动后60分钟内再适当补充一些蛋白质。放心，这些蛋白质不会让我们变胖，只会帮助我们修复肌肉，更快地恢复体力。另外不要等到口渴了才喝水，运动过程中，每隔15—20分钟就需要进行水分补给。最后还要提醒大家，不要以为进行运动锻炼了就可以放心地在家"葛优躺"了，久坐也是各种疾病的独立风险因素，所以我们在增加体力活动的同时，要尽量减少久坐。

（五）疫情之后运动锻炼注意事项

疫情过后，人们逐渐走出家门。如SARS过后出现的"1天6万人爬白云山"一样，每一次大规模疾病暴发后，很多人都开始关心"强身健体"。那么我们在疫情之后运动锻炼需要注意些什么呢？首先我们依然还是要注意个人防护。例如出门戴口罩，错峰去健身房，用完健身器械勤洗手，暂时不参加"密接型"集体运动项目等。其次注意制订训练计划，循序渐进地增加训练强度。体能的恢复不是一蹴而就的，需要有计划地逐步进行，避免因超负荷运动导致损伤或免疫力减低，让病毒"有机可乘"。这里，引用大家熟知的"运动达人"钟南山院士的一句话："运动应该像吃饭、睡觉一样，成为生活里必须的组成部分。"坚持有规律地进行运动锻炼才是受益最大的运动方式。

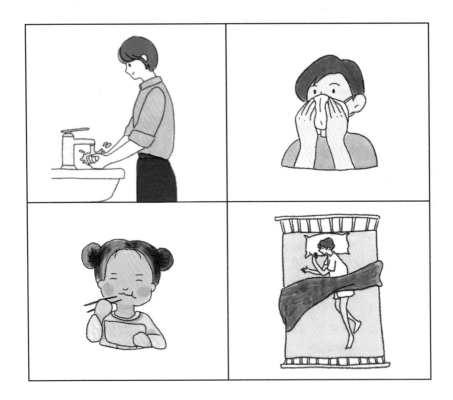

六、争当"追梦人"，筑牢人体免疫防线

人体睡眠由非快速眼动（Non-rapid Eye Movement, NREM）睡眠与快速眼动（Rapid Eye Movement, REM）睡眠构成，睡眠—觉醒周期

称为昼夜节律，是受位于下丘脑视交叉上核的生物节律基因调控的主动生理活动。

（一）睡眠时间不足和睡眠质量差可增加呼吸道病毒感染的风险

早在1997年，科学家就发现睡眠问题可能会降低呼吸道抵抗，增加对病毒的感染风险。2009年，美国开展了一项规范的临床干预研究，研究共招募153名21—55岁之间的成人志愿者。首先连续14天记录每名志愿者的夜间睡眠时间和睡眠效率，随后，对受试者进行单独隔离，使用含有鼻病毒的滴鼻液进行呼吸道鼻病毒暴露干预，于暴露当天和之后的5天内监测志愿者感冒症状。研究结果显示，平均睡眠时间不足7小时的人，其患呼吸道鼻病毒感染的风险是睡眠时间在8小时以上的人的近3倍；辗转反侧难以入睡者较入睡容易者感染的风险要高出近5倍。2015年，另一项类似设计的研究不仅验证了上述研究结论的科学性，更进一步发现，随着睡眠时间的进行性下降，人体对呼吸道病毒的易感性呈线性上升趋势。这些结果告诉我们，充足的睡眠时间和优质的睡眠质量在呼吸道抵抗病毒入侵、抑制感染中发挥着重要作用。

（二）睡眠参与人体免疫力的维持和巩固

1. 睡眠可有效帮助体力和精力的恢复

在规律睡眠节律和睡眠周期状态下，人体下丘脑—垂体—肾上腺轴和交感神经系统的活动暂时性受到抑制，血液中皮质醇、肾上腺素与去甲肾上腺素的浓度降低，而生长因子、催乳素、褪黑素、瘦素等则升高。这些激素和因子的协同变化有助于帮助细胞在睡梦中实现生长、分化，同时会帮助能量的合成与储存，使我们劳累的身体体力和精力都得到恢复。

2. 睡眠在抗感染中发挥作用是通过调节炎症反应因子实现的

在睡眠状态，身体会出现"炎性峰"（inflammatory peak），特征为促炎性细胞因子和Th1型细胞因子在全身各组织和血液中的表达量达到一天中的峰值，这个作用可以帮助身体做好准备，抵抗感染入侵。动物实验数据表明，睡眠剥夺可诱导T细胞分化紊乱，Th1型和Th2型细胞因子之间的平衡状态被破坏，出现Th1/Th2型免疫应答失衡，且这种应答失衡在恢复正常睡眠后并不能有效逆转。同时，睡眠剥夺会降低促炎因子和Th1型细胞因子"炎性峰"的波幅或使其出现的时间提早或延迟。

3. 睡眠可保护身体免受炎症风暴的攻击

临床数据显示，炎症风暴及新冠肺炎的病情严重程度与临床转归关系密切。白介素6（IL-6）被认为是引发炎症风暴的关键炎症因子。正常睡眠周期下，IL-6于夜间19：00到凌晨5：00间处于高峰水平，峰值浓度出现于夜间睡眠过程中。从进化的角度来看，昼夜节律使IL-6水平在入睡前开始升高，这可能是为夜间人体对抗病原体入侵、产生防御反应所做的准备。实验表明，睡眠剥夺和节律改变会导致IL-6分泌模式发生改变，影响或延缓IL-6浓度的升高，甚至会导致IL-6的分泌高峰从夜晚转向白天。

4. 感染后睡眠结构会做出防御性的反应以保护自身健康

2019年，发表于学术期刊《科学》的最新研究发现，当机体发生感染后，睡眠调控基因NEMURI表达的抗菌肽能够增加睡眠时间，并提高睡眠的深度，同时还能够增强机体的免疫力，抵抗感染，提高存活率。这篇文章的结果显示，生病感染后的疲倦和嗜睡，可能是人体的免疫和神经系统做出的防御性选择，通过释放调节睡眠的信号分子调整睡眠时间和结构，以保护自身健康。

5. 睡眠对于保障心理健康意义重要

众多研究证实，充足优质的睡眠对维持良好的心理—情绪状态意义重要。睡眠缺乏等睡眠问题会增加抑郁、焦虑、冲动等心理问题的发生风险，而这些问题会使得糟糕的睡眠变得更加困难；二者形成的恶性循环会不断干扰、破坏人体正常的免疫力。

（三）睡眠健康科普知识

1. 判断睡眠是否健康的简易依据

（1）入睡：能在10—20分钟内入睡。

（2）睡眠中不醒来或偶尔醒来但能很快（5分钟内）再次入睡，表现为睡得稳、睡眠中不易醒、无惊梦。

（3）早晨起床后精神很好，无困倦感，白天工作头脑清楚，思维敏捷，学习工作时注意力集中。

（4）睡眠中无或很少出现噩梦、异常行为。

（5）儿童建议睡眠时间随年龄不同（见下表），成人一般为8小时，老年人6小时。

美国睡眠基金会25岁以下年龄段睡眠时间建议（2015年）

年龄范围	建议睡眠时间
0—3 月	14—17小时
4—11 月	12—15小时
1—2 岁	11—14小时
3—5 岁	10—13小时
6—13 岁	9—11小时
14—17 岁	8—10小时
18—25 岁	7—9小时

2. 如何拥有良好的睡眠习惯

（1）尊重睡眠规律，最重要的是要养成相对固定的就寝—晨起作息时间，不要随意破坏规律。可以有午休，时间以半个小时到一个小时为宜。

（2）睡觉前尽量放松心情，营造安静舒适的睡眠环境，不要玩兴奋性的游戏等，不要在睡觉前想心事。

（3）要了解做梦是一种自然过程，不要以为做梦就是睡眠不好。

（4）偶然出现失眠，不要紧张或担心，因为偶然失眠并不影响健康。

（5）入睡困难绝大多数是紧张焦虑或过分担心自己的睡眠所致，需要放下包袱，放松情绪，做到顺其自然。

（6）无论晚上睡得怎样，早上要按时起床，白天不能补觉；实在睡不着的时候，要告诉自己"我的睡眠足够了"，闭目养神也是一种休息。

4

如何强健社会免疫力

一、疫情阻击下的"国门"抗疫

新冠病毒的国际蔓延形势不容乐观，境外输入风险在加大。中国各地对入境人员加强了防控措施。公众应如何配合当前的防控措施呢？让我们的视野移到"国门"抗疫第一线。

（一）"国门"如何抗疫

国家卫健委发布的2020年第1号公告，将新型冠状病毒感染的肺炎纳入《中华人民共和国传染病防治法》规定的乙类传染病，并采取甲类传染病的预防控制措施，同时将新型冠状病毒肺炎纳入《中华人民共和国国境卫生检疫法》规定的检疫传染病管理。

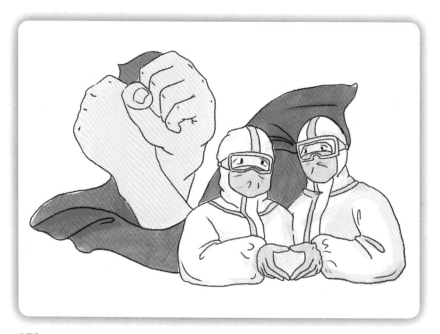

（二）什么是检疫传染病，在新冠肺炎海关法律法规中如何定性

《中华人民共和国国境卫生检疫法实施细则》（2018修正）第三条规定，检疫传染病，是指鼠疫、霍乱、黄热病以及国务院确定和公布的其他传染病。根据国家卫健委2020年第1号公告规定，新冠肺炎纳入法定的检疫传染病管理。

（三）什么是染疫人，在新冠肺炎海关法律法规中如何定性

"染疫人"指正在患检疫传染病的人，或者经卫生检疫机关初步诊断，认为已经感染检疫传染病或者已经处于检疫传染病潜伏期的人。（《中华人民共和国国境卫生检疫法实施细则》（2019修正）第二条）

"染疫嫌疑人"指接触过检疫传染病的感染环境，并且可能传播检疫传染病的人。（《中华人民共和国国境卫生检疫法实施细则》（2019修正）第二条）

（四）海关实验室可进行病毒检测吗

海关实验室是为出入境人员卫生检疫提供技术支持的检测机构，进出境口岸发现的染疫嫌疑人样本将送到海关实验室进行检测，为后续处置提供依据。目前上海、广州、深圳等海关均拥有检测新型冠状病毒核酸的实验室能力，可对进出境口岸发现的染疫嫌疑人样本进行快速有效的检测。

（五）检疫传染病管理对出入境活动有哪些要求

（1）入境、出境的人员、交通工具和集装箱，以及可能传播检疫传染病的行李、货物、邮包等，均应当按照有关规定接受检疫，经卫生检疫机关许可，方准入境或者出境。

（2）对检疫传染病染疫人实施隔离。发现染疫人时，应当立即将其隔离，防止其他人遭受感染，并依法实施处理。

（3）发现检疫传染病染疫嫌疑人时，实施留验。留验期限根据该传染病的潜伏期确定。

（4）阻止染疫人、染疫嫌疑人出境。

（5）对来自疫区的、被检疫传染病污染的或者可能成为检疫传染病传播媒介的行李、货物、邮包等物品，应当进行卫生检查，实施消毒、除鼠、除虫或者其他卫生处理。

（6）疫情报告与通报。国境卫生检疫机关发现检疫传染病或者疑似检疫传染病时，除采取必要措施外，必须立即通知当地卫生行政部门，同时用最快的方法报告国务院卫生行政部门。

（六）出境或入境的飞机上发现有染疫人或染疫嫌疑人应如何处置

受入境检疫的航空器，如果在飞行中发现检疫传染病、疑似检疫传染病，或者有人非因意外伤害而死亡并死因不明时，机长应当立即通知到达机场的航空站，向卫生检疫机关报告下列事项：

1. 航空器的国籍、机型、号码、识别标志、预定到达时间；

2. 出发站、经停站；

3. 机组和旅客人数；

4. 病名或者主要症状、患病人数、死亡人数。

入境航空器未经检疫，除经卫生检疫机关许可外，任何人不得上下航空器，不准装卸行李、货物、邮包等物品。入境旅客必须在指定的地点，接受入境查验，同时用书面或者口头回答检疫医师提出的有关询问。在此期间，入境旅客不得离开查验场所。

（七）在防控新冠肺炎疫情工作中，出入境人员应当怎样配合海关检疫

根据海关总署公告2020年第16号《关于重新启动出入境人员填写健康申明卡制度的公告》，受入境、出境检疫的人员，必须根据检疫医师的要求，如实填报健康申明卡，出示某种有效的传染病预防接种证书、健康证明或其他有关证件。具体方式可以纸质填写，也可以使用微信小程序"海关旅客指尖服务（健康申报）"进行网上申报。

（八）为什么没有发热症状也要填写健康申明卡

由于新冠肺炎具有潜伏期，口岸卫生检疫难以发现仍处在潜伏期和没有症状的病毒携带者，健康申明卡将有助于有关部门及时掌握更多关键信息，以便更有效地开展联防联控。如实填写健康申明卡，是出入境人员的法定义务，即便出入境人员自感没有症状也应填写健康申明卡。

（九）在防控新冠肺炎疫情工作中，出入境人员还应当注意什么

1. 若在交通工具运行途中发生发热、咳嗽、呼吸困难等不适症状，

要及时告知交通工具乘务人员。

2. 在旅行中应保持良好的个人卫生习惯，如勤洗手、佩戴口罩、避免与急性呼吸道感染病人密切接触等；如出现发热伴有咳嗽、呼吸困难等急性呼吸道感染症状，应立即就医并向医生说明近期旅行史。

3. 可关注中华人民共和国国家卫生健康委员会官网了解最新健康信息，如有相关症状，应立即就医，并向医生说明近期旅行史。

二、新冠肺炎及其他传染病的预防控制措施法律解读

党的十八届四中全会提出的"深入推进全面依法治国"方针涉及国家治理各个方面，在新冠肺炎疫情防控工作中，推动各项防控工作法治化，实现疾病预防控制和突发公共卫生事件应急处理的制度化、规范化和程序化，做到"急而不乱、依法防控"，对最终实现法治作为治国理政基本方式和推进国家现代化治理能力具有重要作用。传染病的预防控制工作涉及政府、卫生行政部门、医疗机构、疾病预防控制部门等多部门的职责，需要传染病病人、疑似病人和密切接触者遵守防控规定，同时也需要广大人民群众和社会各界的团结协作，实现全社会共同参与防控工作。

（一）新冠肺炎的甲类传染病预防控制措施是什么

我国法定的传染病分为3类：甲类、乙类、丙类。根据传染病的暴发、流行情况及危害程度不同进行分类，甲类传染病包括鼠疫、霍乱，其危险性最高。2020年1月21日，国家卫健委宣布新型冠状病毒感染的肺炎纳入乙类传染病，采取甲类传染病的预防控制措施。考虑到新冠肺炎是突发的、不明原因的传染病，主要通过飞沫传播，具有高度传染性，传播速度快，死亡率高，因此通过已有的流行学证据把新冠肺炎列为乙类传染病，采取甲类传染病预防控制措施，与2003年SRAS时采取的防控措施相同。（法律依据：《中华人民共和国传染病防治法》（2013修正）第3、4条）

（二）新冠肺炎是突发公共卫生事件吗

新型冠状病毒肺炎既是法定传染病，又是突发公共卫生事件。突然发生，造成或可能造成社会公众健康严重损害的重大传染病疫情，属于突发公共卫生事件。因此在新冠肺炎预防控制时，除遵守《中华人民共

和国传染病防治法》（2013修正）及其实施办法以外，还应该遵守《突发公共卫生事件应急条例》（国务院令〔2003〕第376号）的相关规定。《中华人民共和国传染病防治法》（2013修正）强调各部门和机构对传染病的预防、控制和医疗救助；《突发公共卫生事件应急条例》（国务院令〔2003〕第376号）更加强调政府应急处理的职责；对于疫情报告和公布、传染病监测等内容二者均有规定。（法律依据：《突发公共卫生事件应急条例》（国务院令〔2003〕第376号）第2条）

（三）政府、卫生行政部门、医疗机构、疾病预防控制机构都有什么职责

省级人民政府应制定本行政区域的突发事件应急预案，根据突发事件应急预案的要求，保证应急设施、设备、救治药品和医疗器械等物资储备。突发事件发生后，省级人民政府应该成立地方突发事件应急指挥部，由省级人民政府主要领导人担任总指挥，负责领导、指挥本行政区域内突发事件应急处理工作。县级以上各级人民政府应当组织开展防治突发事件相关科学研究，建立突发事件应急流行病学调查、传染源隔离、医疗救护、现场处置、监督检查、监测检验、卫生防护等有关物资、设备、设施、技术与人才资源储备，所需经费列入本级政府财政预算。简单来说，政府应该对突发事件负责，进行领导和总指挥，对突发事件综合评估后启动应急预案，并保证应急设施、救治药品和医疗器械等物资储备。（法律依据：《突发公共卫生事件应急条例》（国务院令〔2003〕第376号）第4、6、10条，《中华人民共和国传染病防治法》（2013修正）第20、41、42、43条）

国务院卫生行政部门主管全国传染病防治及其监督管理工作。国务院卫生行政部门和省、自治区、直辖市人民政府根据传染病发生、流行趋势的预测，及时发出传染病预警，根据情况予以公布。县级以上地方人民政府卫生行政部门负责本行政区域内的传染病防治及其监督管理工作。生产用于传染病防治的消毒产品的单位及其生产的消毒产品，应当经省级以上人民政府卫生行政部门审批。国务院卫生行政部门定期公布全国传染病疫情信息，省、自治区、直辖市人民政府卫生行政部门定期公布本行政区域的传染病疫情信息。传染病暴发、流行时，国务院卫生行政部门负责向社会公布传染病疫情信息，并可以授权省、自治区、直辖市人民政府卫生行政部门向社会公布本行政区域的传染病疫情信息。公布传染病疫情信息应当及时、准确。发生传染病疫情时，疾病预防控

制机构和省级以上人民政府卫生行政部门指派的其他与传染病有关的专业技术机构，可以进入传染病疫点、疫区进行调查、采集样本、技术分析和检验。发现人畜共患传染病已在人、畜间流行时，卫生行政部门与畜牧兽医部门应当深入疫区，按照职责分别对人、畜开展防治工作。传染病流行区的家畜家禽，未经畜牧兽医部门检疫不得外运。卫生行政部门主要进行传染病防治的监督管理工作。（**法律依据：《中华人民共和国传染病防治法》（2013修正）第6、26、27、38、53条，《传染病防治实施办法》（卫生部〔1991〕17号）第3、28条，《突发公共卫生事件应急条例》（国务院令〔2003〕第376号）第13、19条**）

例如针对新型冠状病毒肺炎采取的公共场所消毒措施监督、口罩和防护服等医疗用品、器械的生产和使用监督、新冠肺炎疫情信息的公布、新型冠状病毒的毒种管理等工作，由卫生行政部门负责。

医疗机构承担与医疗救治有关的传染病防治工作和责任区域内的传染病预防工作。医疗机构必须严格执行国务院卫生行政部门规定的管理制度、操作规范，防止传染病的医源性感染和医院感染。医疗机构应当确定专门的部门或者人员，承担传染病疫情报告，本单位的传染病预防、控制以及责任区域内的传染病预防工作；承担医疗活动中与医院感染有关的危险因素监测、安全防护、消毒、隔离和医疗废物处置工作。医疗机构应当按照规定对使用的医疗器械进行消毒；对按照规定一次性使用的医疗器具，应当在使用后予以销毁。医疗机构对本单位内被传染病病原体污染的场所、物品以及医疗废物，必须依照法律、法规的规定实施消毒和无害化处置。医疗机构及其医务人员发现传染病疫情或者发现其他传染病暴发、流行以及突发原因不明的传染病时，应当遵循疫情报告属地管理原则，按照规定的内容、程序、方式和时限报告。为了查找传染病病因，医疗机构在必要时可以按照国务院卫生行政部门的规定，对传染病病人尸体或者疑似传染病病人尸体进行解剖查验，并应当告知死者家属。医疗机构承担医疗救治工作，具有防止传染病的医院感染、按照规定进行报告的职责。（**法律依据：《中华人民共和国传染病防治法》（2013修正）第7条第2款、21条、30条第1款、46条、52条，《传染病防治实施办法》（卫生部〔1991〕17号）第14、47、56条，《突发公共卫生事件应急条例》（国务院令〔2003〕第376号）第39条**）

疾病预防控制机构主要是指地方各级疾病预防控制中心和中国疾病预防控制中心。各级疾病预防控制机构承担传染病监测、预测，流行病学调查，疫情报告以及其他预防、控制工作。具体包括：实施传染病预防控制规划、计划和方案；收集、分析和报告传染病监测信息，预测传染病的发生和流行趋势；开展对传染病疫情和突发公共卫生事件的流行病学调查、现场处理及其效果评价；开展传染病实验室检测、诊断、病原学鉴定；实施免疫规划，负责预防性生物制品的使用管理；开展健康教育、咨询，普及传染病防治知识；指导、培训下级疾病预防控制机构及其工作人员开展传染病监测工作；开展传染病防治应用性研究和卫生评价，提供技术咨询。国家、省级疾病预防控制机构负责对传染病发生、流行以及分布进行监测，对重大传染病流行趋势进行预测，提出预防控制对策，参与并指导对暴发的疫情进行调查处理，开展传染病病原学鉴定，建立检测质量控制体系，开展应用性研究和卫生评价。设区的市和县级疾病预防控制机构负责传染病预防控制规划、方案的落实，组织实施免疫、消毒，控制病媒生物的危害，普及传染病防治知识，负责本地区疫情和突发公共卫生事件监测、报告，开展流行病学调查和常见病原微生物检测。对被传染病病原体污染的污水、污物、场所和物品，有关单位和个人必须在疾病预防控制机构的指导下或者按照其提出的卫生要求，进行严格消毒处理。疫区中被传染病病原体污染或者可能被传染病病原体污染的物品，经消毒可以使用的，应当在当地疾病预防控制机构的指导下，进行消毒处理后，方可使用、出售和运输。地方人民政府和疾病预防控制机构接到国务院卫生行政部门或者省、自治区、直辖

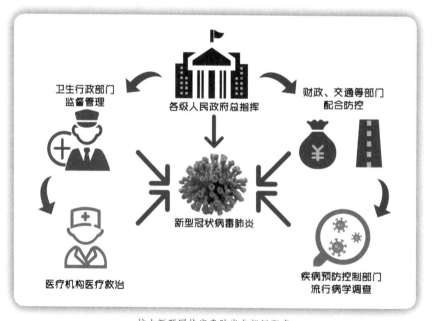

抗击新型冠状病毒肺炎各部门职责

市人民政府发出的传染病预警后，应当按照传染病预防、控制预案，采取相应的预防、控制措施。疾病预防控制机构主要是进行传染病疫情监测、检测、报告、开展流行病学调查、提出控制预防措施意见的机构，对传染病和突发事件提供疾病防控的专业技术支持。（法律依据：《中华人民共和国传染病防治法》（2013修正）第7条第1款、18、21、27、33、40条）

2020年1月24日，中国疾病预防控制中心成功分离出我国首株新型冠状病毒毒株，这有助于专业人员掌握新型冠状病毒的生物学特点、致病性、传播途径。针对早期临床症状，还可以进行病例识别、临床治疗，对于特效药物和疫苗研发也具有重要意义。

（四）医疗机构发现传染病人应采取哪些措施

医疗机构发现甲类传染病病人，包括发现按照甲类传染病管理的新冠肺炎病人时，应及时采取以下措施：① 对病人、病原携带者予以隔离治疗，隔离期限根据医学检查结果确定；② 对疑似病人，确诊前在指定场所单独隔离治疗；③ 对医疗机构内的病人、病原携带者、疑似病人的密切接触者，在指定场所进行医学观察和采取其他必要的预防措施。甲类传染病病人和病原携带者以及乙类传染病中的艾滋病、淋病、梅毒病人的密切接触者必须按照有关规定接受检疫、医学检查和防治措施。拒绝隔离治疗或者隔离期未满擅自脱离隔离治疗的，可以由公安机关协助医疗机构采取强制隔离治疗措施。在突发事件应急处置中也有同样的规定，需要接受隔离治疗、医学观察措施的病人、疑似病人和传染病病人密切接触者在卫生行政主管部门或者有关机构采取医学措施时应当予以配合；拒绝配合的，由公安机关依法协助强制执行。县级以上地方人民政府可以实施和解除隔离措施，在隔离期间，实施隔离措施的人民政府应当对被隔离人员提供生活保障；被隔离人员有工作单位的，所在单位不得停止支付其隔离期间的工作报酬。甲类传染病病人、病原携带者或者疑似传染病病人，乙类传染病中艾滋病、肺炭疽病人拒绝进行隔离治疗的；传染病病人、病原携带者故意传播传染病，造成他人感染的，由县级以上政府卫生行政部门责令限期改正，可以处5 000元以下的罚款；情节较严重的，可以处5 000元以上20 000元以下的罚款，构成犯罪的要追究刑事责任。拒绝隔离涉及的刑事罪名是过失以危险方法危害公共安全罪，故意传播疾病的涉及以危险方法危害公共安全罪。（法律依据：《中华人民共和国传染病防治法》（2013修正）第39、41

条,《突发公共卫生事件应急条例》(国务院令〔2003〕第376号第41、44条),《传染病防治实施办法》(卫生部〔1991〕17号)第49、66条)

案例:据报道,某地曾发生一名疑似新冠肺炎患者撕开护士口罩,向护士脸上吐口水的案件,此时应先对该疑似病人进行隔离治疗,同时医院和护士应报警立案,如果确认其是新冠肺炎病人,造成护士也感染的,应在其解除隔离治疗后追究其刑事责任。

(五)疫区宣布、疫区封锁的规定有哪些

传染病暴发、流行时,县级以上地方人民政府应立即组织力量,按照预防、控制预案进行防治,切断传染病的传播途径,必要时,报经上一级人民政府决定,可以采取下列紧急措施并予以公告:① 限制或者停止集市、影剧院演出或者其他人群聚集的活动;② 停工、停业、停课;③ 封闭或者封存被传染病病原体污染的公共饮用水源、食品以及相关物品;④ 控制或者扑杀染疫野生动物、家畜家禽;⑤ 封闭可能造成传染病扩散的场所。上级人民政府接到下级人民政府关于采取前款所列紧急措施的报告时,应当即时作出决定。紧急措施的解除,由原决定机关决定并宣布。甲类、乙类传染病暴发、流行时,县级以上地方人民政府报经上一级人民政府决定,可以宣布本行政区域部分或者全部为疫区;国务院可以决定并宣布跨省、自治区、直辖市的疫区。县级以上地方人民政府可以在疫区内采取《中华人民共和国传染病防治法》(2013修正)第四十二条规定的紧急措施,并可以对出入疫区的人员、物资和交通工具实施卫生检疫。省、自治区、直辖市人民政府可以决定对本行政区域内的甲类传染病疫区实施封锁;但是,封锁大、中城市的疫区或者封锁跨省、自治区、直辖市的疫区,以及封锁疫区导致中断干线交通或者封锁国境的,由国务院决定。疫区封锁的解除,由原决定机关决定并宣布。(法律依据:《中华人民共和国传染病防治法》(2013修正)第42、43、44条,《突发公共卫生事件应急条例》(国务院令〔2003〕第376号)第33条)

2020年1月23日,武汉市新冠肺炎疫情防控指挥部宣布武汉市"封城"。武汉市规定自1月23日10时起,全市城市公交、地铁、轮渡、长途客运暂停运营;无特殊原因,市民不要离开武汉,机场、火车站离汉通道暂时关闭。从法律上来讲,武汉市和湖北省并未宣布为疫区,这些均属于紧急措施,封闭可能造成传染并扩散的场所,对交通工具进行限制或停止。2020年1月26日,经国务院批准,国务院办公厅通知延长春

节假期，各地大专院校、中小学、幼儿园推迟开学。因疫情防控不能休假的职工，应根据《中华人民共和国劳动法》规定安排补休，未休假期的工资报酬应按照有关政策保障落实。宣布假期延长和推迟开学，也属于传染病控制的紧急措施之一。

新型冠状病毒肺炎暴发是一次严重的突发公共卫生事件，越是在紧急时刻，越考验政府的治理能力，依法治国既是原则，也是最好的应对办法。各级人民政府、各行政部门、医疗机构和疾控机构依法履行职责，依法启动应急预案、及时开展流行病学调查、保证人员调集和物资供应、有效进行疫情防控措施及其监督、及时准确公布传染病疫情信息，是新型冠状病毒肺炎疫情防控最有力的保障。

（六）相关专业用语含义

传染病病人、疑似传染病病人：指根据国务院卫生行政部门发布的《中华人民共和国传染病防治法规定管理的传染病诊断标准》，符合传染病病人和疑似传染病病人诊断标准的人。

病原携带者：指感染病原体，无临床症状，但能排出病原体的人。

流行病学调查：指对人群中疾病或者健康状况的分布及其决定因素进行调查研究，提出疾病预防控制措施及保健对策。

疫区：指传染病在人群中暴发、流行，其病原体向周围播散时所能波及的地区。

人畜共患传染病：指人与脊椎动物共同罹患的传染病，如鼠疫、狂犬病、血吸虫病等。

医源性感染：指在医学服务中，因病原体传播引起的感染。

医院感染：指住院病人在医院内获得的感染，包括在住院期间发生的感染和在医院内获得出院后发生的感染，但不包括入院前已开始或者入院时已处于潜伏期的感染。医院工作人员在医院内获得的感染也属医院感染。

三、加强基层卫生建设　乡村疫情防治不留盲区

虽然疫情防控焦点多集中在人口高度集中与快速流动的大城市，然而对中国的乡村地区健康素养的关注与提升，有着更为长远与紧迫的意义。乡村地区可能存在疫情防控盲区，因此乡村基层医疗卫生服务体系建设显得尤为重要。

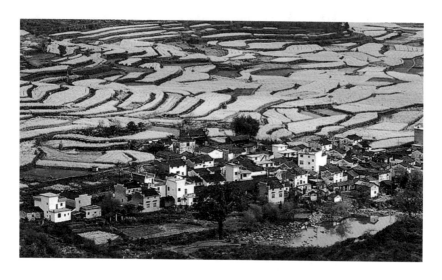

（一）大城市严控下的乡村盲区

当前疫情防控焦点集中在大城市的疫情管控上，这无可厚非，大城市由于人口高度集中与快速流动都使得疫情防控风险与压力并存，尤其是在回流高峰期间。但这种风险与压力是"短时"的，更为长远与紧迫的是对健康素养的关注与提升，尤其是在中国的乡村地区。

（二）健康素养缺失导致疫情防控系统脆弱

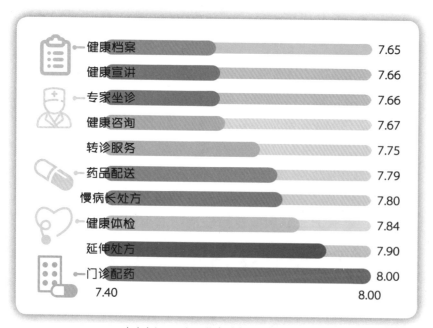

健康档案	7.65
健康宣讲	7.66
专家坐诊	7.66
健康咨询	7.67
转诊服务	7.75
药品配送	7.79
慢病长处方	7.80
健康体检	7.84
延伸处方	7.90
门诊配药	8.00

7.40　　　　　　　　　　　　8.00

上海市虹口区居民健康需求相关调查结果

疫情防控是由各环节构成的一个独立运行系统，包括健康宣教、自我防护、筛查、隔离、治疗、康复等环节，任何环节都会对防控系统造成影响。防疫工作中的个别案例暴露出了"自我防护"上的薄弱环节，而这类薄弱环节，很大程度上源于"健康宣教"的缺乏。在对上海市虹口区居民家庭医生签约行为的调查研究中发现，当前居民的健康诉求主要还是集中在门诊、配药等服务上，而对于健康咨询、健康宣讲等服务诉求还比较低；同时，自我防护环节的薄弱又会影响后续的各个环节，从而导致整个防控系统的脆弱。

（三）基层卫生是推动健康素养提升的重要抓手

2009年新医改以来，基层医疗卫生服务体系被倡导与重点建设。社区卫生服务中心（站点）是基层卫生服务的主要构成机构，其主要职能除了医疗以外，还包括预防、保健、康复、健康教育及计划生育技术指导。可见，社区卫生服务亦是承担公共卫生服务的基层机构。

在我国城市地区，家庭医生制度逐渐建立完善，有序有效的分级诊疗制度被倡导。研究表明家庭医生在促进卫生服务利用、慢病管理、医疗费用控制、满意度与依从性方面皆具有积极影响，同时在健康促进中也扮演着重要的角色。例如，有研究发现社区健康教育对高血压患者用药依从性具有显著影响，接受健康教育的干预组高血压用药知识得分从干预前的66.39分上升至干预12个月后的91.11分，远高于未接受健康教育的对照组。

（四）加强乡村基层医疗卫生服务体系建设

新冠肺炎疫情严控之下乡村地区的诸多案例表明村民健康意识较为薄弱，加强健康素养已迫在眉睫。

1. 加强乡村基层卫生服务体系建设。当前乡村基层卫生人力资源相对短缺、设施设备及技术水平也相对落后。建议从基层医务人员待遇入手，加大对乡村地区基层医务工作者的激励与培训，激活其工作动力，同时加强医务团队能力建设。

2. 充分发挥乡村基层卫生功能。基层卫生提供初级卫生保健服务，除了日常门诊外，应当充分发挥基层卫生的健康教育功能，构建适宜于乡村地区特色的健康管理方式，维系乡土中国的健康可持续发展。

3. 推动城乡基层双轮驱动发展。在完善城市基层卫生的同时，对乡村地区基层卫生"补短板"，构建城乡基层卫生的双轮驱动发展。

健康素养的提升不在一朝一夕，而基层卫生不仅是居民的健康守门人，也是健康促进的重要推动者。疫情防控短期内的重点在隔离、临床治疗，而在更长远视角下应当充分发挥基层卫生服务作用，推动全民健康教育、提升全民健康素养。

四、可防可控，环境消毒切断传播途径

实践证明，新型冠状病毒可防可控。疫情期间，市民除应做好个人防护，采取有效的措施预防，如戴口罩、戴手套、勤洗手、强化个人卫生之外，还应加强居住、生活、工作、公共场所的环境消毒，切断传播途径。

（一）"杀毒"有"理"

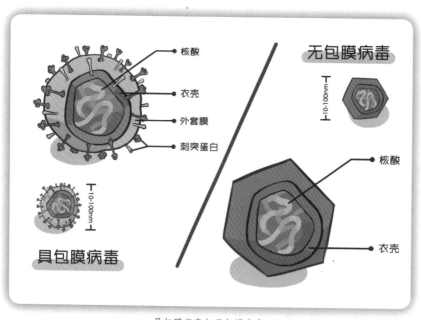

具包膜病毒与无包膜病毒

冠状病毒是一类具有包膜的RNA病毒，包膜就像病毒的"围墙"，以保持病毒自己这个生命世界的独立完整。我们知道病毒必须要入侵活细胞，利用活细胞的分子机器以及能量和物质，才能生产出更多的病毒颗粒。那么细胞围墙和病毒围墙有什么不同呢？

包围细胞的围墙各式各样，但一定都会具有由磷脂分子组成的细胞膜，上面还插有不少蛋白质，起着物质通道或信号探测器的作用。病毒

的围墙更是千差万别，但与细胞相反的是，一定都会有一层完全由蛋白质分子组成的壳，称为衣壳。相对于柔软、流动的细胞膜而言，病毒的蛋白衣壳是坚实而固定的，还常常会搭建成正二十面体或螺旋体等结实的几何构型。

当冠状病毒的包膜被消毒剂破坏后，RNA也非常容易被降解，从而使病毒失活。由于有这个包膜，冠状病毒对化学消毒剂敏感，75%酒精、乙醚、氯仿、甲醛、含氯消毒剂、过氧乙酸和紫外线均可灭活病毒。

（二）"御毒"有"术"

病毒离开了寄主，并不会立即死亡，而会存活一段时间。

新型冠状病毒怕高温，只要温度达到56℃，30分钟后它就失去了活性，没有了危害性，因此应尽可能避免与野生动物接触，食物（尤其是肉类）要烧熟了再吃；对水杯、碗筷等餐具最好的消毒办法就是洗净加热消毒。

新型冠状病毒在光滑的物体表面可以存活数小时，在温度湿度合适的环境下能存活1天。因此物体表面应消毒杀毒，外出最好戴手套以防接触传染，外出归来要及时细致地洗手。

新型冠状病毒在干燥的环境中可存活48小时，在空气中2小时后，活性会明显地下降。因此疫情期间外出时应按要求佩戴口罩，不要去人群聚集的地方，以防接触人群中的病毒携带者直接散播的病毒，公共场所应定期对空气进行消毒，对重点风险区域的空气和表面做彻底消毒。

有研究发现，在气温为20℃，且相对湿度介于40%至50%之间时，病毒有可能存活达到5天。因此在南方地区，应更加重视自我防护和环境消毒，加大消毒频率和加强环境通风和干燥。总的来说，温暖湿润的环境可能增加新型冠状病毒在体外的生存时间。

（三）以"毒"杀"毒"

有效和科学地使用消毒剂可切断传染病的传播途径，常用的消毒剂产品按照成分可分为9种，包括含氯消毒剂、过氧化物类消毒剂、醛类消毒剂、醇类消毒剂、含碘消毒剂、酚类消毒剂、环氧乙烷、双胍类消毒剂和季铵盐类消毒剂。

对新冠病毒有效的消毒剂是75%酒精、乙醚、氯仿、甲醛、含氯消毒剂、过氧乙酸和紫外线。以下是对几种有效的新冠病毒消毒剂的简要介绍，使用时建议遵照说明，必要时咨询专业人士。

1. 酒精

70%至75%的酒精既能顺利地进入细菌或病毒体内，又能有效地将病毒衣壳或细菌中的蛋白质凝固，因而可彻底杀死病菌。世界卫生组织推荐含量70%至75%的乙醇作为手消毒剂。但是，95%的酒精只能将蛋白质迅速凝固，并形成一层保护膜，阻止酒精进一步作用，因而不能将病毒彻底杀死；如果酒精浓度低于70%，则起不到蛋白质凝固的作用，同样也不能将病毒彻底杀死。

在使用酒精消毒时，应注意酒精是易燃易挥发的液体，使用时切记远离火种；家中使用建议购买小瓶包（≤500毫升），存放时远离火种、热源，温度不宜超过30℃，防止阳光直射。可以用75%酒精棉片擦拭能耐受酒精消毒的玩具，或者金属表面。

2. 84消毒液

84消毒液是以次氯酸钠（NaClO）为主要有效成分的消毒液，有效氯含量为1.1%—1.3%，使用时应按照说明书稀释以后使用。它适用于一般物体表面、白色衣物、医院污染物品的消毒。NaClO具有强氧化性，可作漂白剂，能够将具有还原性的物质氧化，使其变性，因而能够起到消毒的作用。84消毒液的漂白作用较强，可腐蚀金属，对织物有漂白作用，必须用于衣物的消毒时浓度要低，浸泡的时间不要太长。84消毒液有效杀毒成分易挥发，盛消毒液的容器应当密闭，否则达不到消毒的效果。

（1）家里的地面、桌面，以及宝宝的玩具表面如何进行消毒

在超市或药店购买84消毒剂，然后取1份消毒剂，加入99份冷水（不要用热水），得到浓度为500 mg/L的含氯消毒液。然后，用专门的抹布蘸取溶液擦地、擦桌子、擦玩具表面。等待不少于15分钟的时间后用清水再擦拭，去除残留消毒剂。地面需要定时清洁，养宠物的家庭要增加清洁次数，并保持地面干爽。

（2）地面、桌面有呕吐物等明显的污染，应该怎么进行消毒

可以使用84消毒液，但浓度和上面有所不同。取1份消毒剂，加入49份冷水（不要用热水），得到浓度为1 000 mg/L的含氯消毒液。用于消毒被呕吐物、排泄物或分泌物污染的表面或物件。

3. 过氧乙酸

过氧乙酸水溶液，浓度一般为20%，消毒前稀释至使用浓度。过氧乙酸是一种强氧化剂，过氧乙酸的气体和溶液都具有很强的杀菌能

力，常用于衣物、地面、墙壁、房屋空间等的消毒，能杀灭细菌繁殖体、分枝杆菌、细菌芽孢、真菌、藻类及病毒，也可以破坏细菌毒素，其杀菌作用比过氧化氢强，杀芽孢作用迅速。以下简要介绍一下其使用方法。

（1）过氧乙酸为无色透明液体，易挥发，有刺激性气味，可刺激、损害皮肤黏膜，腐蚀物品，使用时谨防溅到眼内、皮肤上。如不慎溅到，应立即用水冲洗。同时，避免长期大量使用同一种消毒剂，使微生物产生抗药性，影响灭菌效果。

（2）过氧乙酸可通过浸泡、喷洒、喷雾、擦拭的方式对物品进行消毒，使用时注意戴手套。市售还有一种剂型为二元包装型：将加有催化剂硫酸的冰醋装于一瓶，将过氧化氢装于另一瓶，两瓶配套出售。临用前，将两瓶液体混匀，静置2小时以上，即可产生预定浓度的过氧乙酸。

（3）过氧乙酸溶液不稳定，应贮存于通风阴凉处，或随时使用随时配制，稀释液常温下保存不宜超过两天。

（4）不可用于地面和金属材料消毒，配制消毒液的容器最好用塑料制品，过氧乙酸对大理石和水磨石等材料地面有明显损坏作用，切忌用其水溶液擦拭地面。

4. 使用消毒剂的注意事项

消毒剂本身是具有一定危险性的化学品，必须严格按照说明选用。使用消毒剂前应详细阅读说明书，了解其杀毒原理，并在有效期内使用。消毒剂不是浓度越高越好，要以杀灭病毒为目的，过度使用会带来环境压力，有可能接触人体皮肤和呼吸道，反而带来毒理学等其他风险。

84消毒剂有致敏作用，具有腐蚀性，使用时应戴手套，避免接触皮肤。84消毒液是一种含氯消毒剂，释放出的挥发性游离氯有可能刺激呼吸道引起不适甚至中毒。原则上消毒液应按顺序逐个使用，避免多种不同消毒作用的消毒剂混合使用。

环氧乙烷是常用于医疗器械和卫生材料的消毒剂，我们防护用的隔离衣、防护服、口罩、塑料、医疗器械、医疗用品等，甚至精密仪器、文字档案材料的消毒大多采用环氧乙烷消毒或灭菌。大家从正规渠道获取的检测合格的防护产品尽可放心使用。但环氧乙烷具有毒性、致癌性、刺激性和致敏性，属于易燃易爆化学品，因此并不常见于日常生活消毒。

（四）城市水环境能否"独善其身"

新冠肺炎疫情期间，城市供水系统是否会受到污染？现有的《医疗机构水污染物排放标准》（GB 18466—2005）内的指标对于疫情期间医疗废水的水质监测是否仍具有指导作用？疫情期间有无必要加强水环境消毒措施？

2020年2月1日深夜，生态环境部印发了《关于做好新型冠状病毒感染的肺炎疫情医疗污水和城镇污水监管工作的通知》（下称《通知》）及《新型冠状病毒污染的医疗污水应急处理技术方案（试行）》（下称《技术方案》），安排部署医疗污水和城镇污水监管工作，规范医疗污水应急处理、杀菌消毒要求，防止新型冠状病毒通过粪便和污水扩散传播。通知提出：

1. 切实做好医疗污水收集、污染治理设施运行、污染物排放等监督管理。

2. 指导督促相关医疗机构对污水和废弃物进行分类收集和处理，做到稳定达标排放；加强对医疗污水消毒情况的监督检查，严禁未经消毒处理或处理未达标的医疗污水排放。对城镇污水处理厂，要督促其加强消毒工作，确保出水粪大肠菌群数指标达到相关排放标准要求。

3.《技术方案》明确了新型冠状病毒污染的医疗污水应急处理要本着加强分类管理，严防污染扩散；强化消毒灭菌，控制病毒扩散的原则进行管控，并对采用化学药剂进行消毒处理、采用专用设备进行消毒处理、污泥处理处置等方面提出了具体技术要求。

我们应该如何理解上述要求呢？新冠疫情启动了特别重大（Ⅰ级）突发公共卫生事件应急响应，现有的污水排放标准无论是层级，还是强制性都低于本次疫情事件的要求。现有医疗机构的处理设施应能满足GB 18466—2005的要求，但新建的和临时的医疗机构，某些指标如化学需氧量（Chemical Oxygen Demand，COD），可能短期内还无法达标，应有足够的智慧，优先实现设施运行，保障公共安全。加强污水传染源的监管显得尤为重要，鉴于已有的成果是基于游离性余氯的，并且游离性余氯的测定更为快速，应考虑在收治传染病的专门医疗机构，除总余氯不低于6.5 mg/L的要求，增加游离性余氯0.5 mg/L的要求。

五、后疫情时代对城市空间规划的重新审视

面对新型冠状病毒肺炎疫情，我们既需要坚定信心，同心协力，共克时艰，也需要科学理性地分析思考本次疫情的方方面面。对城市规划师而言，从专业角度对城市的规划、建设和管理进行反思，吸取疫情带

来的教训，探索面向全面小康的健康、安全和可持续的人居环境，是义不容辞的责任。

规划界对于健康城市的研究在陆续开展，但更多集中在慢性非传染性疾病（糖尿病、心血管疾病、抑郁症等）上。规划师可以做的是设计能够促进体力活动和社会交往的高品质空间，进而减少人们的基础病，增强体质，提高免疫力。这次传染病疫情，值得我们重新审视城市空间。我们如何更好规划健康城市？

（一）规划在传染性疾病预防方面的努力

城市规划其实起源于人类对健康诉求的回应。传染性疾病曾经是现代城市规划关注的焦点问题。流行病学的创始人英国医生约翰·斯诺在1854年追踪伦敦霍乱暴发的原因时，发现被污染的水井是源头，说明城市公共设施与疾病的蔓延密切相关。美国早期工业城市的城市人口快速扩展、居住拥挤和卫生条件恶劣，也带来霍乱、黄热病等传染性疾病的反复出现。1916年美国的《区划法》对于日照通风的规定、功能分区将具有污染性的工业用地与居住用地进行隔离、给水排水等基础设施建设均是确保公共卫生条件的举措。城市规划正是作为地方政府确保城市公共健康、减少传染性疾病的重要方式而出现。

随着基本卫生保障的逐步到位，传染病大规模传播事件的大幅减少，传统传染病（例如天花、霍乱、黄热病等）基本消失。但当前城市规划并没有充分考虑到新型传染病（例如SARS和登革热等）的影响。我们需要更多应对传染性疾病的空间研究和设计应对。

（二）规划应考虑干预传染性疾病的传播因素

根据流行病学，传染性疾病的传播包括生态学过程（Ecologic Process）和社会过程（Social Process）。在城市区域的交通体系还未发展起来时，疾病主要通过空间的邻近效应而传播；当前传染性疾病是在更为发达和综合的城市网络连接中流动，城市区域结构的变化影响着社会过程为主体的传播方式。新型冠状病毒肺炎的传播方式正是主要依赖社会过程，因此我们的城市网络关系、交通方式和应急系统影响着疾病的蔓延。

同时，影响传染病传播的环境分为远端环境（Distal Environment）和近端环境（Proximal Environment），其特征和变化影响着疾病的传播方式。城镇化、沙漠化和大型项目建设等属于远端环境，而风速、密度和接触等为近端环境。城市规划在远近端均存在一定干预的可能，远端考虑城镇化和大型交通枢纽设施选址带来的系统性影响，近端可能通过优化微观空间设计，降低污染暴露。通过这次新冠肺炎疫情，我们需要重新审视城市空间的"健康性"，思考城市空间系统对健康结果的潜在作用。

（三）规划师可以做什么

健康是人的基本诉求。在不同层面规划、不同类型项目中，人的需求会因经济条件和社会文明水平的发展而不断提高。我们需要在空间规划中充分考虑方案对公共健康的正负面健康效应。

"健康风险叠加分析"明确空间要素对公共健康的负面效应。可将公共健康的多种负面影响因素进行系统叠加，例如污染源、热岛、潜在病原体等，综合分析评估规划区域内的健康风险点，开展防护、预防和应急规划。

"健康要素品质分析"明确空间要素对公共健康的正面效应。致力于减少慢性非传染性疾病，提高生命机能和免疫力，引导健康积极的生活方式。可分析绿地和开放空间、街道空间品质、慢行系统等对体力活动和社会交往的促进作用，让人们可以在城市中更便捷舒适地步行、骑行、跑步锻炼，强身健体。同时涉及林地、水域等自然要素在市域整体空间布局中对健康的积极促进作用。

新冠肺炎疫情让规划师再次重视空间的"健康性"，积极参与到更多推进公共健康的工作中。例如新型冠状病毒肺炎专用医院、各级发热初诊和检查点的选址，需要规划的支撑，在城市发展的整体层面上考虑，降低其本身的健康风险。更重要的是，要把健康意识纳入日常规划编制和实施。健康城市不仅是市政设施、不仅是医疗机构，更是一套能提供宏观和长远公共健康保障的城市系统。

（四）健康如何融入15分钟社区生活圈

当前新型冠状病毒肺炎疫情严峻，我们需要共克时艰，一起努力控制疫情；也需要科学理性思考本次疫情的多个方面，反思和展望。

根据上海市《15分钟社区生活圈规划导则》，目前上海15分钟社区生活圈对于健康有所考虑，体现在"5.3 覆盖不同人群需求的社区服务"内容中的下面三条：① 全面关怀的健康服务，具体设施为医疗基础保障类：社区卫生服务中心、服务卫生点；② 老有所养的乐龄生活，具体设施为养老基础保障类：社区养老院、日间照料中心、老年活动室；③无处不在的健身空间，具体设施为体育基础保障类：综合健身馆、游泳池/馆、球场；体育品质提升类：室内外健身点。可见对于医疗保健、体育锻炼等已经有所考虑，针对突发公共卫生事件需要增加相应的设施和服务。

在健康进一步融入社区生活圈的规划布局中，应对两大类的健康设施和服务有所考虑：一是针对日常健康，防治慢性非传染性疾病，以促进体力活动和社会交往为主要目的，优化居民生活方式；二是针对疫情应急，在传染病暴发等突发公共卫生事件中能够及时和有序应对，以提供疫情期间的预防、隔离、治疗和援助为主要目的。从两大类疾病出发，开展空间相关的健康促进和应急。

（五）规划在传染性疾病防控中的重要作用

传染性疾病的防控主要有三大举措，包括隔离传染源、切断传播途径、保护易感人群。其中，传染源是携带病原体的病人或动物，隔离传染源就是要找出这些病原体携带者，防止他们接触其他健康人。不同传染病传播途径不同，例如，新冠、流感、SARS等病毒是通过空气和飞沫传播。易感人群是免疫力低的人群，比如老人、儿童、体质差或有慢性病的人。针对这3个重要举措，可以在设施和治理上有所回应。

1. 隔离传染源

在城市层面应设立小汤山模式的集中传染病医院，建议考虑发展城市周边建设传染病防治综合医学城，提供更加完备的隔离和综合性治疗。在社区层面可基于15分钟社区生活圈划定公共健康单元。设置临时性小规模的轻症隔离区，设立紧急医疗服务中心。按照欧美系统，社区应为总体病患的30%提供相应的快速病患检测服务和基本诊疗。

同时，社区生活圈应为居家隔离提供支撑。例如这次新冠疫情中多地采取了封锁道路、公共交通停运等措施，因此需要在步行范围内设置、并在疫情期间开放那些能就近购买基本食品的小超市、购买基本药品的社区药店，并按照人口规模规划设置地区综合支援中心以及冷冻库等物资储备仓库。

2. 切断传播途径

针对空气和飞沫传播的疾病，考虑地区的风向变化特点，通风非常重要。在社区生活圈布局方面需要充分考虑污染源与风场的关系。例如社区中，菜市场（特别有活禽交易的）、花鸟市场、垃圾站就不能建在

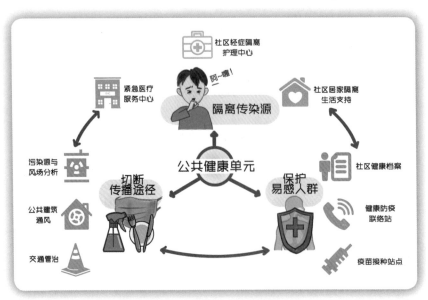

针对传染病防控的公共健康单元

住宅区的上风口。确保社区公共建筑体的室内通风，减少空气不流通造成病原体在建筑物内部传播感染。按照生活圈进行交通管理，避免交叉感染。

3. 保护易感人群

建立社区健康档案，对易感人群的状况进行跟踪，为易感人群的疾病预防提供充分的信息。在生活圈内设立健康防疫联络站，在平时开展疫情应急的教育和演习，推进健康积极生活方式的培训和信息提供，提供家庭保健和长期护理；在疫情暴发时能够及时启动响应、报送和封闭等。另外，根据世界卫生组织和联合国儿童基金会的倡议，设置疫苗接种站点为社区居民，特别是易感人群进行集体接种，可以形成群体免疫，能够对易感人群形成有效的保护层。

将健康融入15分钟生活圈的重点是以社区为平台，针对传染病暴发和慢性病增长，整合各类设施、资源和工作，形成高品质和高效率的健康治理模式。基于大数据、信息技术和机制设置，部门和机构之间需要无缝对接，统一编制疫情应急规划和行动方案，形成多场景预案，提供相应的物资、人力资源和经费，并定期开展演习。

我们需要把健康意识纳入规划编制和实施、项目发展决策和日常社区治理过程中。将健康融入社区生活圈是健康治理的重要组成部分。健康社区不仅是提供健身设施，不仅是提供医疗保健，更是一套能提供宏观和长远公共健康保障的社区系统。